くすりの副作用を
どう考え
どうとらえたら
よいのか？

実践副作用学

どんぐり工房 編

菅野　彊
梅澤智佐江　著
大波　伸子

医薬ジャーナル社

序

「くすりの副作用の本を書かなければならない」という責務を自分に課してから，ずいぶん長い時間が経ちました。書けなかった大きな理由は，副作用を評価する方法論が確立していなかったからです。つまり，副作用という薬物療法上避けて通れない重要な事柄に関して，一般的に共通した認識が得られていなかったからです。それは今でも変わりがないと言えるでしょう。

しかし，それでも今回ここに「実践副作用学」を上梓できたのは，3つの大きな幸運があったからです。それは第一に"副作用を理論的にそして実践的に捉えようとするどんぐり工房の仲間がいた"ことです。私たちは副作用を考えるときに常に"この副作用はどういう機序で起きるのか？"と考えてきました。それは私たちに大きな指針を与え続けてきました。そこで，この方法論を広く提案し，みなで確かめていくことは意義があると考えました。

第二の幸運は"ここ10年ほどの間にダイナミックに変化，発展した副作用（安全性）情報環境"にあります。医療現場からの副作用情報の報告制度が整備され，収集された情報は広く公開されるようになりました。IT技術の進歩も手伝って，医療関係者への副作用情報の伝達も，製薬会社や国からそれぞれのルートを通して速やかに届けられるようになりました。医療関係者，特に薬剤師から患者さんへの副作用情報の伝達と薬剤師による副作用モニタリングは，調剤報酬上も評価され，その役割が認知されてきました。

しかし，その陰には，ソリブジン事件や薬害エイズといった，不幸な薬害事件があったことを忘れてはいけません。薬害事件が起こるたびに，副作用情報に関する国の施策は一つひとつ整えられ，不備を是正しつつここまできたのです。そして今，私たちに提供される副作用情報は，ただ患者さんに伝えるためのものではなく，副作用発現の予防にこそ役立てなければならないものに進化したのです。

第三の幸運は"くすりの副作用を副作用発現機序から見ていくと，くすりの本当の姿が見えてくることに気がついた"ことでした。薬理作用が関係するく

すりの副作用を見ると，そのくすりが身体に与える影響を大きく捉えられると同時に，副作用の予測へとつながっていきました。これは特筆に値する新鮮な発見でした。今回は，薬理作用に関連する副作用を予測できる方法論として，受容体をテーマにまとめてみました。副作用の機序を分類するときの実践的な知識として活用していただきたいと思います。

　さて，それではどんぐり工房が発信する"実践副作用学"をお楽しみください。

平成21年1月

どんぐり工房 代表　菅野　彊

編者・執筆者一覧

編者

菅野 彊　合資会社どんぐり工房代表

執筆者（執筆順）

菅野 彊　合資会社どんぐり工房代表

大波 伸子　合資会社どんぐり工房医薬情報部

梅澤智佐江　神戸学院大学名誉教授

目　次

第Ⅰ章　くすりの有害な作用の予防と発見のための
　　　　副作用機序別分類　　　　　　　　　　　（菅野　彊）

1．どうして「副作用機序別分類」を思いついたのか？ ……………11
　（1）アロプリノール（ザイロリック®）錠による重篤な副作用の発現 ……11
　（2）重篤なこの副作用症例から学んだこと ………………………………12
　（3）薬物副作用機序別分類の誕生 ………………………………………14
2．薬理作用に関連する副作用とはどういうものなのか？ ………17
　（1）薬理作用による副作用の特徴と服薬指導 …………………………17
　（2）薬理作用に関連する副作用症例 ……………………………………18
　（3）薬理作用がなくなったために起きた副作用症例 ……………………19
3．薬物毒性による副作用とはどういうものなのか？ ………………21
　（1）薬物毒性の特徴と服薬指導 …………………………………………21
　（2）臓器毒性の発現を免れている症例 …………………………………22
4．薬物過敏症とはどういう副作用か？ …………………………………24
　（1）薬物アレルギーによる副作用の特徴と服薬指導 …………………24
　（2）薬物アレルギーによる副作用の症例 ………………………………25
　（3）薬物過敏症の特徴 ……………………………………………………26
　（4）DIHS（薬物過敏症症候群）の副作用症例 …………………………26
5．薬物副作用機序別分類のポイント
　　－薬物アレルギーか，臓器毒性か？ ………………………………29
　（1）アレルギー性肝障害と肝毒性の違いをみてみよう …………………29
　（2）アレルギー性腎障害と腎毒性の発現は肝障害の場合と異なるのか？
　　　………………………………………………………………………………30
　（3）3つの副作用機序を比較してみよう …………………………………32

6．抗血小板剤クロピドグレル硫酸塩（プラビックス®）錠添付文書
　　「重大な副作用」の副作用機序別分類を行ってみよう …………34
　（1）副作用機序別分類のコツは「薬理作用の過剰発現」をみつけること …34
　（2）血栓性血小板減少性紫斑病（TTP），無顆粒球症，
　　　重篤な肝障害などは，なぜ薬物アレルギーなのか？ ………………35
　（3）クロピドグレル硫酸塩錠の副作用機序別分類をして見えてくること …36

第Ⅱ章　医薬品の副作用情報の検索と提供　　（大波　伸子）

1．経時的に見た副作用情報の分類 ……………………………………41
　（1）臨床試験で収集される副作用情報 ………………………………41
　（2）市販後に報告される副作用情報 …………………………………41
2．副作用情報はどこにあるか？ ………………………………………44
　（1）臨床試験で収集される副作用 ……………………………………44
　（2）市販後に報告される副作用 ………………………………………44
　（3）総論的な副作用情報 ………………………………………………51
3．さまざまな副作用情報の読み方 ……………………………………53
　（1）添付文書の読み方 …………………………………………………53
　（2）臨床試験データの読み方—審査報告書および申請資料概要— ………65
　（3）「インタビューフォーム」，「使用上の注意解説」の読み方 ………68
　（4）使用上の注意改訂のお知らせ，
　　　医薬品・医療機器等安全性情報の読み方 ………………………70
　（5）文献情報の読み方 …………………………………………………77
4．副作用情報を利用した服薬サポート ………………………………78
　（1）副作用の情報提供 …………………………………………………78
　（2）「副作用かな？」と思ったら ………………………………………82

第Ⅲ章　薬物と受容体の相互作用による副作用　（梅澤　智佐江）

1．受容体とは（リガンド，作用薬，拮抗薬の関係） ………………94

2．薬物・受容体相互作用による情報伝達のメカニズム ……95
　（1）Gタンパク質共役型受容体 ……………………………95
　（2）イオンチャネル型受容体 ………………………………98
　（3）酵素型受容体（受容体プロテインキナーゼ）…………99
3．Gタンパク質共役型受容体の構造と
　　内因性リガンド・作用薬・拮抗薬 ………………………101
4．ヒスタミン受容体 ……………………………………………104
　（1）ヒスタミン H_1 受容体拮抗薬 ………………………104
　（2）ヒスタミン H_2 受容体拮抗薬 ………………………106
5．ドパミン受容体 ………………………………………………107
　（1）ドパミン D_2 受容体作用薬 …………………………107
　（2）ドパミン D_2 受容体拮抗薬 …………………………108
6．セロトニン受容体 ……………………………………………111
　（1）セロトニン 5-$HT_{1B/1D}$ 受容体作用薬 ………………111
　（2）セロトニン 5-HT_{2A} 受容体拮抗薬 …………………112
　（3）セロトニン 5-HT_4 受容体作用薬 ……………………113
7．アセチルコリン受容体 ………………………………………115
　（1）ムスカリン受容体作用薬 ………………………………115
　（2）ムスカリン受容体拮抗薬 ………………………………116
8．アドレナリン受容体 …………………………………………118
　（1）アドレナリン α_1 受容体作用薬 …………………118
　（2）アドレナリン α_2 受容体作用薬 …………………118
　（3）アドレナリン α_1 受容体拮抗薬 …………………119
　（4）アドレナリン β_1 受容体作用薬 …………………120
　（5）アドレナリン β_2 受容体作用薬 …………………120
　（6）アドレナリン β 受容体拮抗薬 ……………………121
　（7）アドレナリン $\alpha \cdot \beta$ 受容体拮抗薬 …………122

第Ⅰ章

くすりの有害な作用の予防と
発見のための副作用機序別分類

I くすりの有害な作用の予防と発見のための副作用機序別分類

○はじめに○

　くすりの副作用に関する考え方は混乱の中にあると言っても過言ではないと思います。なぜ，副作用が起きるのか？　どうすれば防ぐことができるのか？　起きたらどうするのか？　これらはいずれも非常に難しい問題です。

　しかし，副作用に苦しむ患者さんをみていると，とても手をこまねいていることはできません。そこで，「なんとかならないのか？」という大きな命題に近づこうとしたのが「副作用機序別分類」です。ぜひこの方法論を自分のものにして欲しいと思います。

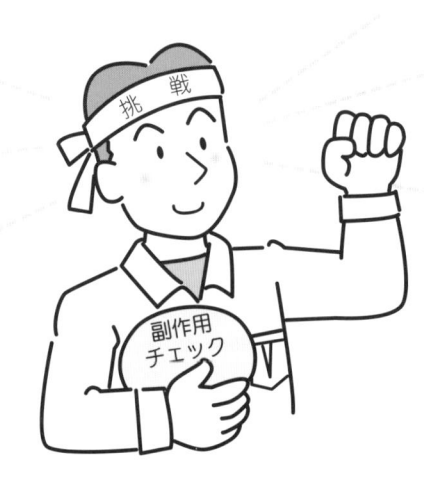

1. どうして「副作用機序別分類」を思いついたのか？

(1) アロプリノール（ザイロリック®）錠による重篤な副作用の発現

　時はいきなり1978年にタイムスリップします。その入院患者さんは77歳男性，Mさんです。Mさんは血清尿酸値が上昇したため，アロプリノール錠200 mg/日が投与されました。しかし，投与40日目で上半身に発疹が出現し，背部は丘疹に進展しました（図1）。そこで，アロプリノール錠の投与は中止されました。

　学会に参加していた私の帰りを内科の医師が待っていました。「いったい，アロプリノール錠でこんなことがあるのだろうか？」と言うのです。当時のアロプリノール錠の添付文書には，"このくすりは安全なくすりである"と書かれていました。私は医師に「アロプリノール錠による遅延型アレルギーですね。調べてみますので，少し時間をください」と話しました。

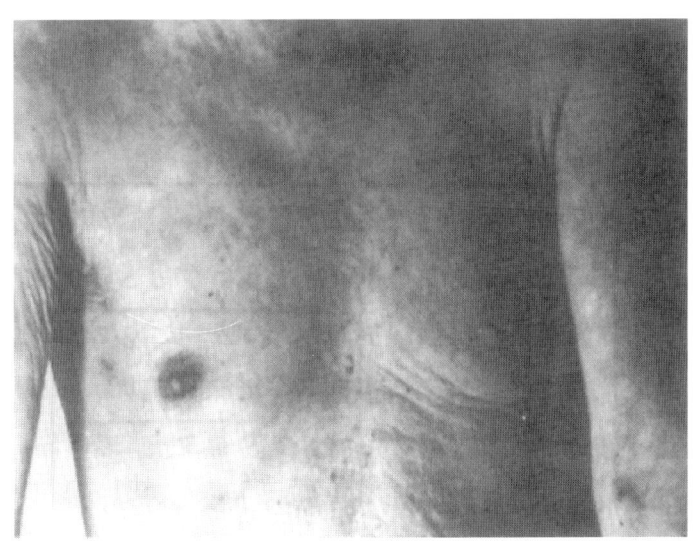

図1　Mさん，77歳男性の皮疹
　アロプリノール錠200 mg/日40日間投与後に生じた皮疹。背部は丘疹に進展している。

何しろ今から30年以上も前のことです。インターネットはなく，文献検索もままなりませんでした。Martin E "Hazards of medication" などを頼りに細々とDI（drug information：医薬品情報）活動をやっていた頃のことです。

　アロプリノール錠に関する重大な副作用の記載がみつかったのは，当時製薬会社がサービス品として配っていた書籍 "Advers Reactions to Drugs 薬剤による副作用 1975"（武田薬品工業株式会社）でした。

　そこには東京大学医学部の赤岡先生，吉村先生らが JAMA（Journal of the American Medical Association：米国医師会医学総合誌）などの論文を引用し報告していました。それは，「アロプリノールの激しい過敏症は稀であるが，今までに4例の報告がある。投与量は 200～300 mg で，投与開始1～5週間後に軽度の皮疹で始まるが，まもなく全身性に剥奪性皮膚炎，好酸球増加から腎不全症状，敗血症などに至る。4例のうち2例はステロイド剤大量投与にもかかわらず死亡している」というものでした。

　「これは大変だ」と，医師は治療法を模索し，薬局では文献を集め，看護部では懸命に看護に努めました。その後，患者さんの血清クレアチニン値は上昇し，尿素窒素値も少しずつあがり，ステロイド剤が投与され，フロセミド注が点滴静注されました。GOT，GPT も上昇しましたが，発疹の消退傾向とともにそれらは低下しました。

　尿量は当初確保されていましたが，やがてフロセミドにも反応しなくなりました。尿素窒素値，血清クレアチニン値とも再上昇をはじめ亡尿となり，adams-stokes 症候群により死亡しました。アロプリノール錠投与開始から2カ月余りの"あっ"という間の出来事でした（図2）。

（2）重篤なこの副作用症例から学んだこと

　医師，看護師，薬剤師でこの患者さんの症例検討を重ねました。看護部主任は「もしかしたら私はこのくすりで命をとられるのかもしれないなあ」と患者さんが話していたことを報告しました。"死ぬかもしれないこと"を予測しながら，それでも避けられなかったくすりの副作用に私のショックは大きく"これはなんとかしなければならない"と思いました。

I くすりの有害な作用の予防と発見のための副作用機序別分類

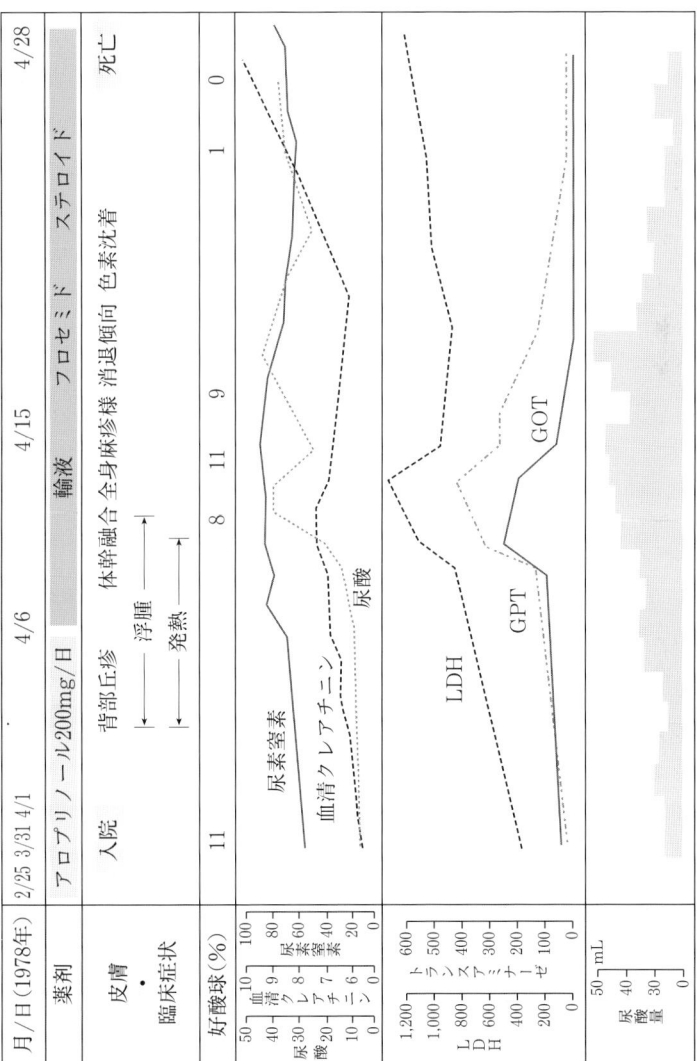

図2 77歳男性の高尿酸血症の症例

アロプリノール中止後、尿酸値の上昇とともに腎機能は低下し、やがて尿量も減少して死亡に至った。この間、好酸球の上昇がみられた。

この症例のアロプリノール錠投与前の好酸球は測定されていませんでしたが，アロプリノール錠服薬後5日目の好酸球は11％（基準値1～6％）と上昇していました。中止後1週間は8％，11％，9％と経過し，この間皮疹は体幹融合，全身麻疹様と進展しています。そして色素沈着を残し消退したときの好酸球は1％でした。

　そこで，医師はアロプリノール錠の投与に関して次のようなルールを作りました。すなわち「アロプリノール錠を投与する場合には，投与前後に好酸球数を調べ，好酸球数が増えたときにはアロプリノール錠の投与を中止する」というものです。つまり，アロプリノール錠のアレルギー性副作用の予測を可能にしたのです。それ以後，アロプリノール錠による重篤な副作用を経験することはありませんでした。

　この症例で私が薬剤師として学んだことは，「アレルギー性の副作用が予測できるとすれば，それ以外の副作用の予測も可能であるはずだ」ということです。そして，「もしそうだとすれば副作用を科学的に分類することが必要である」という結論に達しました。

（3）薬物副作用機序別分類の誕生

　添付文書の副作用の記載を調べました。わが国の添付文書は呼吸器に現れる副作用，循環器に現れる副作用，肝臓に現れる副作用などと分類し，箇条書きで記載されていました。つまり，臓器別分類です。そして米国，英国とも同様に臓器別分類でした。この分類は"どの臓器にどのような副作用が起こるのか？"を明らかにするのには便利ですが，副作用の予測に使うのには不便でした。そこで，前述のアロプリノール錠の副作用症例から学び，副作用分類の試行錯誤が始まりました。

　当時すでに，通常もっとも頻度が高い副作用は，"くすりの効きすぎ"，つまり「薬理作用の過剰発現」であることを日常的に経験していました。つまり血糖降下剤による低血糖や利尿剤による低カリウム血症などです。

　しかしその一方で，薬理作用がなくなったことが原因でおきる副作用があるのに気がつきました。たとえばβ遮断剤の突然の中止などで起きる中断症候群

です。最近ではSSRI（selective serotonin reuptake inhibitors：選択的セロトニン再取り込み阻害剤），SNRI（serotonin noradrenaline reuptake inhibitors：セロトニン・ノルアドレナリン再取り込み阻害剤）の中断による離脱症候群があります。したがって，従来薬理作用の過剰発現としてきたものは，「薬理作用に関連する副作用」と表現することにしました。

　体内に入った薬物の排泄は肝臓で代謝をうけ，腎臓から尿中に排泄されるか，または直接未変化で薬効を保ちながら腎臓を通って体内に排泄されるかが主です。したがって，前者の代謝負荷による肝臓への影響，後者の活性薬物による腎臓への影響は避けられません。そこで，このように薬物が本来もっているところの臓器への負荷による副作用を「臓器毒性」として分類しました。さらに催奇形性や発がん性も体へのなんらかの毒性ですので，これらと臓器毒性を合わせて「薬物毒性」と表現しました。

　一方，アロプリノール錠のような，そのくすりだけに，そしてその人だけに起きる副作用があります。これは抗原抗体反応による薬物アレルギーです。アレルギーは2回目以後の投与で起き，即時型と遅延型に分けられることがわかりました。

　即時型のアレルギーと同様の症状で，くすりの最初の投与から現れる副作用症状があります。たとえばキシロカインや造影剤によるショックなどです。つまり"特異体質"です。特異体質は，抗原抗体反応によるアレルギー性の副作用とは発現機序が異なります。しかし，症状やチェックは即時型の薬物アレルギーとよく似ているので「薬物過敏症」と総称して同じ分類にまとめました。

　多くの試行錯誤の結果，"薬物副作用は，① 薬理作用に関連するもの，② 薬物毒性，③ 薬物過敏症に分けられる"とし，これを薬物副作用機序別分類と名づけました（図3）。

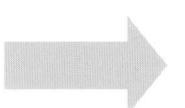

図3　臓器別分類から機序別分類への展開
従来，副作用は臓器別に分類されてきたが，これを副作用が起きる機序別に分類した。

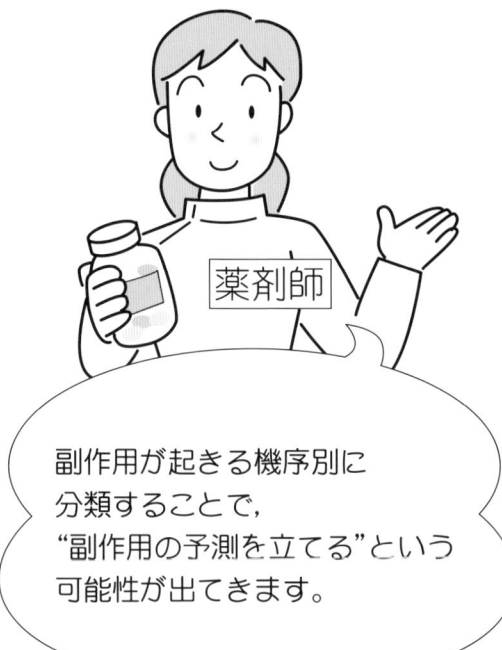

2．薬理作用に関連する副作用とはどういうものなのか？

（1）薬理作用による副作用の特徴と服薬指導

　薬理作用による副作用は，① 期待される薬理作用の過剰発現が原因で発現する場合，および ② 期待される薬理作用以外のそのくすりが本来もっている薬理作用が発現して起きる場合，③ 薬理作用がなくなったことが原因で発現する場合の3つに分けられます。この副作用の特徴は，発現頻度が高く常用量でも発現することです。さらに，薬理作用なので誰でも発現する可能性があります。

　たとえば，その患者さんに腎障害や肝障害があったとすると，常用量でもくすりの血中濃度は高くなりますから，発現の頻度は上昇します。高齢者は腎機能が低下している可能性が高く，さらに高齢者の場合には脳重量が少なくなっており，中枢神経に効く薬は過剰に薬効が現れる可能性が高いので特に注意が必要です。

　薬理作用に関連する副作用には次のような例があげられます。たとえば，塩酸プラゾシンのようなα遮断剤による起立性低血圧やカルシウム剤，ビタミンD製剤による高カルシウム血症，ループ利尿剤による低カリウム血症などです。

　薬理作用による副作用の服薬指導について考えてみましょう。これらは，発現頻度が高い副作用なので，あらかじめ患者さんに伝えることが必要です。そのうえで「この副作用は薬が効いているから出てくる副作用なので，やがて慣れてなくなる場合も多いです」と話しておきましょう。それから，くすりを止めると出てくる副作用もありますから「勝手に止めないで医師の指示を守ってください」と伝えましょう（表1）。

　薬理作用の過剰発現あるいは副次的な薬理作用の発現，およびくすりの中止による副作用症状は，薬理作用に関連するものですから予測が可能です。薬理効果は常に観察しているのですから，それに付随して副作用発現の注意深い観察を行うことでチェックできます。薬理作用の過剰発現による副作用はくすりの量を減らすか，弱いくすりにかえると治まることから対処が可能です。

表1　薬理作用による副作用発現の服薬指導

1）発現頻度が高い副作用なので，あらかじめ患者さんに伝えよう。
2）くすりが効いているから出てくる副作用なので「やがて慣れて副作用はなくなります」と伝えておこう。飲むのを止めてしまわないように。
3）副次的な薬理作用はチェックがおろそかになりがちであるから，特に注意をして定期的に問診を繰り返そう。
4）「くすりを止めると起きてくる副作用もありますから，勝手に止めないで医師の指示を守ってください」と伝えよう。

（2）薬理作用に関連する副作用症例

症例を示しましょう。患者はHさん，73歳女性，糖尿病です。内科にて下記処方で糖尿病を治療中，整形外科から肩関節炎で新たにプレドニゾロン錠の処方が出されました。

症例：Hさん，73歳女，糖尿病
Rp.〔recipe：処方箋〕）内科
　1．オイグルコン® 錠2.5 mg　3錠
　　　内服　1日2回　朝2・昼1食前　14日分
　2．ベイスン® 錠0.2　3錠
　　　内服　1日3回　毎食直前　14日分
Rp.）整形外科
　1．プレドニン® 錠5 mg　0.5錠
　　　内服　1日1回　朝食後　14日分

Hさんはグリベンクラミド（オイグルコン® 錠2.5 mg）3錠とボグリボース（ベイスン® 錠0.2）3錠を併用しているくらいですから，内服薬でなんとかコントロールされている糖尿病です。そこに他科からプレドニゾロン（プレドニン® 錠5 mg）0.5錠が処方されました。プレドニゾロンは薬理作用として糖質代謝作用があり，血糖を上昇させるので，血糖コントロールの悪化が心配です。この問題点(problem)をPOS(problem oriented system：患者の視点に立って患者の問題点を解説するシステム)によるSOAP（P〔problem：問題点〕，S

〔subjective data：主観的情報〕，O〔objective data：客観的情報〕，A〔assessment：判断，評価〕，P〔plan：計画〕を記録する）方式で表現してみましょう。

P＃1　プレドニゾロン併用による血糖コントロール悪化の可能性。
〔目標：血糖コントロールの悪化を防ぐ〕
S　1週間前から肩関節が痛くて右腕が上がらなくなってしまった。
O　整形外科からプレドニゾロン錠 2.5 mg 14 日間の処方が出た。
A　プレドニゾロンによる血糖上昇が心配だが，2.5 mg であればなんとか耐えられるかもしれない。プレドニゾロンが止まったときの SU（スルホニル尿素）剤の効きすぎによる低血糖のチェックが必要か？
P　1）糖尿病のくすりを忘れずに飲んで，食事にも気をつけよう。
　　2）投与が長引くようなら，血糖値のチェックをお願いしよう。

プレドニゾロン投与は 4 週間続きました。この間に患者さんは 2 度来局していますが，特に変わった症状はありませんでした。4 週間目に投与中止になったので，処方医にも血糖値の測定はお願いしませんでした。プレドニゾロンの投与終了後，ジクロフェナクナトリウム（ボルタレン® SR カプセル 37.5 mg）2 cap/日が処方されました。1 週間後，患者さんに電話して，プレドニゾロンを止めたことによる低血糖症状がないことを確認しました。

（3）薬理作用がなくなったために起きた副作用症例

症例は T さん，35 歳女性，うつ状態です。T さんは SSRI のフルボキサミンマレイン酸塩（デプロメール®）錠 50 mg で治療されていましたが，1 カ月を過ぎるころ，めまい，ふらつき，吐き気を訴えるようになり，同じ SSRI のパロキセチン塩酸塩水和物（パキシル®）錠 20 mg に変更されました。7 カ月後，パロキセチン塩酸塩水和物錠は 30 mg に増量になり，2.5 カ月間服用しました。しかし，パロキセチン塩酸塩水和物錠 30 mg が中止になり，フルボキサミンマレイン酸塩錠 100 mg に変更されました。変更の理由は明らかではありません。ところが，1 週間後薬局を訪れた T さんは，以前と同じ "パロキセチン塩酸塩水和物錠 30 mg" の処方箋を持参していました。

「どうしたのですか？ 前のくすりに戻っていますが？」と訊くと，Tさんは「くすりが変わって2日目になったら汗が出てきて手が震え，なんとも言いようがない不安を感じてきた」とのことでした。「めまいもしてきたし，眠れなくなりそうなので今日受診しました」と言います。

パロキセチン塩酸塩水和物錠 30 mg を中止したとき，すぐにフルボキサミンマレイン酸塩錠 100 mg が投与されていますが，フルボキサミンマレイン酸塩が定常状態に達するには3日間かかります。おそらくパロキセチン塩酸塩水和物の離脱症候群でしょう。それで処方がもとのパロキセチン塩酸塩水和物錠 30 mg に戻っているのです（図4）。

同じSSRIでも，パロキセチン塩酸塩水和物錠とフルボキサミンマレイン酸塩錠ではくすりの強さが違うのかもしれませんね。これはパロキセチン塩酸塩水和物としてのSSRIの薬理作用が急になくなったことで起きる副作用であると言えます。パロキセチン塩酸塩水和物錠の添付文書に「突然の中止を避け，徐々に減量すること」と記載されたのは，それからしばらくしてからでした。

医薬品・症状	H16 5/	6/	H17 1/	4/15	4/20	6/
フルボキサミン錠	50mg				100mg	
パロキセチン錠			20mg	30mg		30mg
オランザピン細粒					0.5mg	
めまい						
ふらつき						
吐き気						
多汗						
手のふるえ						
不安感						

図4　Tさん，35歳女性，うつ状態
　パロキセチン錠 30 mg をフルボキサミン錠 100 mg に変更したが，副作用が発現。5日後，元のパロキセチン錠 30 mg に戻した。

3．薬物毒性による副作用とはどういうものなのか？

(1) 薬物毒性の特徴と服薬指導

　薬物毒性には ① 代謝負荷や通過負荷障害，薬物蓄積などにより，臓器毒性が発現する場合と ② 発がん性や催奇形性があります。発がん性と催奇形性はあってはならない毒性なのですが，日常の副作用チェックとは異なることから今回は触れないことにしました。

　薬物による臓器毒性について考えてみましょう。臓器毒性の特徴は，① 薬物の排出器官である腎臓，肝臓に出やすいこと，② 投与量，投与期間が大きいほど出やすいことです。

　臓器毒性のあるくすりが連用される場合には，毒性を予測して定期的な検査や症状の観察を行うことが必要です。なぜなら，薬剤性の腎機能障害や肝機能障害の症状が出てきたとしたら，それはかなり臓器がダメージを受けたときですから，それから薬物を中止しても慢性的な障害に移行してしまう場合もあります。したがって，腎毒性や肝毒性をもつ薬物を服用している場合には，たとえば 3 カ月に 1 回，あるいは 6 カ月に 1 回と決めて毒性発現の定期チェック検査をしていきたいと思います。

　最も鋭敏に腎機能を表す普遍的な指標は血清クレアチニンです。ついで尿素窒素（BUN）がありますが，BUN は通常血清クレアチニン上昇のあとから上がってきます。肝機能障害の検査値はトランスアミナーゼ（ALT，AST）が鋭敏に肝機能を反映します。

　次に，臓器毒性にはアミノグリコシド系抗生物質の腎毒性や，アセトアミノフェンの肝毒性などがあります。最近は，中枢に毒性を示す薬物が多くなったように思います。中枢毒性は血液検査で予測することが困難ですので，脳波検査などが行われますが，私たちのような保険薬局のチェックでは綿密な観察によるしかありませんね。

　次に，臓器毒性の服薬指導について考えてみましょう。第 1 に投与初期から発現することは少ないので，最初から伝えることはしません。第 2 に投与量が

多いほど,投与期間が長いほど発現しやすいので,投与が続いている限り注意する必要があります。そして第3に肝・腎障害などは検査をしてみつかることが多いので,「定期的検査」を提案することであると思います(表2)。

表2　臓器毒性の服薬指導

1) 投与初期から発現することは少ないので,最初から伝えることはしない。
2) 投与量が多いほど,投与期間が長いほど発現しやすいので常に注意する必要がある。
3) 肝・腎障害などは検査をしてみつかることが多いので「定期的検査」を提案する。

　通常は患者さんに直接臓器毒性を伝えるよりも,何回かの投与を経た後に,副作用の初期症状をそれとなく訊くことが多いです。そして,もし毒性発現の可能性があれば,処方医にチェックのための検査を提案します。

(2) 臓器毒性の発現を免れている症例

　症例は50代の女性,Fさんで,高血圧の治療中です。Fさんは若いときからの頭痛もちでした。まだセデス® Gがあったときには,それを頓服で飲んでいて"良く効いた"とのことです。ところが,セデス® Gはフェナセチンの腎障害が原因で発売が中止されました。そこで,鎮痛剤の頓服はアセトアミノフェン細粒500 mgに変更されました。

```
Rp.)
 1.エースコール® 錠2 mg　1錠
　　内服　朝食後服用　14日分
 2.カロナール® 細粒50%　1.0 g
　　内服　頭痛時頓服　14回分
```

　セデス® Gは1日2回の服用で済んでいました。しかし,アセトアミノフェン(カロナール®)細粒になってから効きが悪く,1日4～5回も飲むことがありました。アセトアミノフェン細粒の頭痛の場合,原則として1回300～500 mg,1日900～1,500 mgとされています。また空腹時の投与は避けることが望ましいとされています。

私はアセトアミノフェンの肝機能障害を心配して,「カロナール® は肝臓に障るからね。なんとか，1日2回くらいまで減らせないかなあ」と相談しました。Fさんは「肝臓に障るかもしれない」と聞いて考えたそうです。Fさんは甘いものが好きなので，"頭が痛くなりそうになったら，飴を1個しゃぶる"ようにしました。

　最初は1日に飴を5個くらい食べていたそうですが，やがて4個になり，3個になっていきました。それにしたがって，アセトアミノフェンを飲む回数が1日5回から4回になり，やがて3回〜2回で済むようになりました。

　Fさんに"血液検査の有無"を訊いたところ「1年くらいしていませんねえ」ということでした。「じゃあ，そろそろ肝臓の検査をしたほうがいいかなあ。どんぐり薬局で"そう言っていた"と言っていいから，先生に肝臓の検査をしてもらって下さいね」と話しました。1カ月後のこと，処方医から処方箋の備考欄にメッセージがありました。"ALT23単位，AST26単位"と。このメモはうれしかったですね。今，定期的に肝機能検査をしていますが，いずれも基準値以内で推移しています。まだ当分アセトアミノフェン細粒は飲めそうなFさんです。

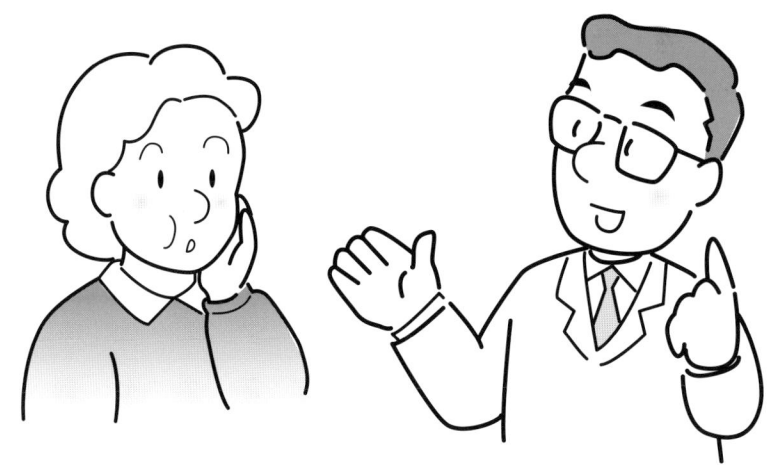

4．薬物過敏症とはどういう副作用か？

(1) 薬物アレルギーによる副作用の特徴と服薬指導

　薬物アレルギーは，抗原抗体反応の結果，後天的に獲得する薬物アレルギーです。薬物アレルギーの特徴は，① 多くのくすりで多彩な症状を発現すること，② 長くても 6 カ月以内の服用で発現すること，そして ③ 薬物アレルギーが発現したらくすりは中止しなければならないことです。

　薬物アレルギーの例としては，抗生物質などのいくつかの薬物による重篤な皮膚粘膜眼症候群，中毒性表皮壊死症，間質性肺炎，ある種の抗てんかん剤による再生不良性貧血，オメプラゾールによる急性腎不全，抗血小板剤による重篤な肝機能障害・黄疸など枚挙に暇がありません。

　つまり，薬物アレルギーはあらゆる薬物であらゆる臓器に起こりうるので，チェックも予防も難しいのが大きな特徴です。しかし，救いはあります。多くの薬物アレルギーは服薬後 6 カ月以内に発現することです。もちろん例外はありますが，6 カ月間は十分な薬物アレルギーチェックをしていくことが必要です。

　薬物はいくつかの重篤なアレルギー性の副作用をもつことがあり，それらの副作用は添付文書の「1．重大な副作用」に記載されることが常です。そこには通常，「副作用が起きる可能性があることを"患者に知らせて"，これらの症状をチェックしてください」と書かれています。そこで，薬剤師は"重大なアレルギー性の副作用が起こる可能性を患者さんに知らせなければならない"と思い込みます。しかし，重大な副作用は患者さんに必ず伝えなければならないものでしょうか？

　私は「このくすりはもしかしたら重篤な副作用を起こすかもしれないけれども，大事なくすりだから飲んでくださいね」とはとても言えませんし，言う必要もないと思います。なぜならそれらが起きる可能性はかなり低く，それも 6 カ月間起きなければあとは起きないからです。ただし 6 カ月間は厳重な副作用チェックをする必要があります。"重篤な副作用を伝えない"ということは"副作用チェックをしない"ということではありません。

私は重大なアレルギー性の副作用がある場合には,「発疹や発熱, 掻痒感などが現れたら, 必ず教えてくださいね」と伝えておきます。そして6カ月間は, たとえば肝機能障害の可能性があれば, 来局のたびに「ごはんはおいしく食べられていますか?」と副作用チェックを行うことにしています。そして発現の可能性が疑われたら, 処方医に「先生, もしかしたら副作用がでているかもしれません」という情報を発信することに躊躇しません。当然, 医師は副作用チェックの検査をして, 継続か中止かの判断をすることになります(表3)。

表3　薬物アレルギーの服薬指導

1)「発疹や発熱, 痒みなどが現れたら必ず教えてください」と伝えておく。
2) 遅くても6カ月以内に現れるので, 6カ月間は副作用チェックを厳重に行う必要がある。
3) もし発現したら, 速やかにくすりを中止するよう提案する。

(2) 薬物アレルギーによる副作用の症例

　患者さんはSさん, 33歳女性です。Sさんは2日前から咽喉が少し痛かったのですが, 仕事が忙しくて受診する機会を失っていました。しかし, 今朝からだるく, 熱を測ったら38度近かったので, 行きつけのクリニックで受診しました。クリニックでは,「のどが赤いですよ。扁桃炎ですね」と言われ, 下記処方が出されました。ところがその夜, Sさんから電話がかかってきました。

```
Rp.)
 1. オゼックス® 錠150 mg    3錠
    内服　1日3回毎食後　5日分
 2. イソジン® ガーグル30 mL
    うがい　1日3〜4回
```

　「胸にばらぱらと湿疹が出てきたのですが, くすりのせいではないでしょうか?」というのです。私は「今日, 処方されたオゼックス® 錠は半年前に出されていましたよね」と訊きました。薬物服用歴で"飲んだことがある"ことを確

認していたのです。

「はい，膀胱炎のときに飲んで，3回飲んだら膀胱炎が治ってしまって，すごいくすりだなあと思っていました」。「では，そのときは3回しか飲まなかったのですか？」，「はい，そうです」。「もしかしたら，Sさんはオゼックス® 錠にアレルギーがあったのかもしれません。そのときは症状が出ないままだったのか，気がつかなかったのかもしれないですね。とりあえずくすりを飲むのは止めて，明日もう一度先生に相談していただけませんか」，「はい，わかりました」と話しました。Sさんは翌日クリニックを受診しました。やはりトシル酸トスフロキサシン（オゼックス® 錠）のアレルギーだろうということで，セフジニルカプセルに変更になりました。

（3）薬物過敏症の特徴

薬物過敏症は薬物アレルギーと異なり，薬物の初回投与から発現する副作用です。このように発現機序は薬物アレルギーの後天的な免疫反応ではなく特異体質であるとされています。たとえばリドカインのようなくすりに対して先天的に過敏な体質を獲得している場合を言います。

副作用チェックには比内反応やプリックテストなどがありますが，いずれも確実なものではなく，個々のくすりについて十分注意する以外に予防方法はありません。

（4）DIHS（薬物過敏症症候群）の副作用症例

症例はSさん，49歳男性，高血圧，頸肩腕症候群。Sさんの高血圧にはベシル酸アムロジピン（アムロジン®）錠が投与されていました。Sさんはだいぶ前から頸肩部痛がありましたが，しばらく肩の痛みは治まっていたので，治療は中断していました。しかし最近痛みがひどく受診したところ，アフロクアロン（アロフト®）錠，カルバマゼピン（テグレトール®）錠が投与されました。Sさんはこれらのくすりを飲むのは初めてです。

服薬開始2週間後に薬局を訪れたSさんは「肝機能の数値が上がっているらしい」と話していました。私たちは，「P＃1 トランスアミナーゼ上昇は薬剤性か？」というproblemを起こし，文献検索を開始しました。その後，Sさん

Ⅰ　くすりの有害な作用の予防と発見のための副作用機序別分類

```
Rp.）
  1．アムロジン® 錠 5 mg　0.5 錠
        1 日 1 回　朝食後　14 日分
  2．アロフト® 錠 20 mg　6 錠
        1 日 3 回　毎食後　14 日分
  3．テグレトール® 錠 100 mg　4 錠
        1 日 2 回　朝夕食後　14 日分
```

の肝機能検査値は低下したとのこと。「どうやら一過性のものらしい」とSさんは言っていました。

　数日後，皮膚科からプレドニゾロン 30 mg とステロイド軟膏の処方をもって現れたSさんを見てびっくりしました。「顔と体に湿疹がでてきた」と言って大きなマスクをしていました。

　「くすりのアレルギーらしい。肝機能の数値があがって入院することになった」とのことでした。その時飲んでいたくすりは，すべて中止になりました（図5）。

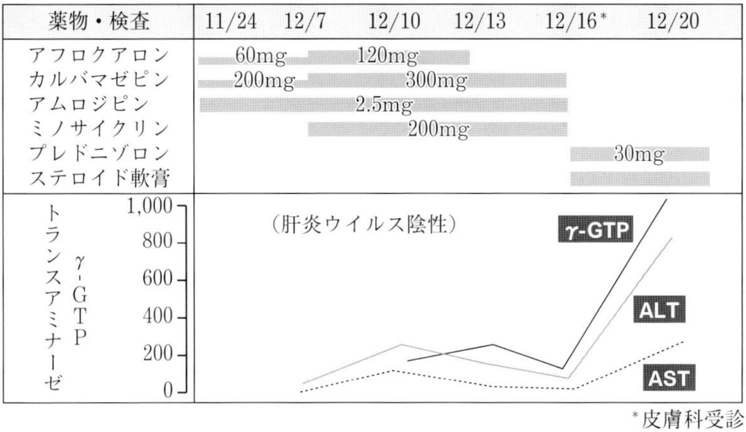

図5　Sさん，49歳男性の服薬状況とγ-GTP，ALT，AST の急激な上昇
　一旦下がった ALT，AST が再上昇し，それとともに重篤な発疹が発現した。内服薬はすべて中止し，ステロイド剤を投与。

文献検索では，アフロクアロン錠による肝機能障害はみつけられなかったので，カルバマゼピン錠による副作用かもしれないと思いました。以下は，そのときの薬歴の記載です。

P＃1 カルバマゼピンによる薬物性肝障害の疑い
　〔目標：薬剤性肝障害か？　被疑薬を確定する〕
　S　一旦軽快した肝機能数値が再び上昇。入院することになった。
　O　顔に紅斑拡大，マスクで隠していた。プロピオン酸クロベタゾール軟膏，酪酸クロベタゾン軟膏投与。服用薬は中止。
　A　薬剤性副作用か？　カルバマゼピンのDIHSと経過が類似している。
　P　ベシル酸アムロジピン，アフロクアロンの可能性は低く，肝機能障害はもしかしたら，カルバマゼピン錠が原因かもしれませんね。

　Sさんの経過は"肝機能障害が再燃する"など，添付文書の重大な副作用にあるDIHS（drug-induced hypersensitivity syndrome）に類似していました。DIHSは名前には過敏症とありますが，ヒトヘルペスウイルス6（HHV-6）などのウイルス再活性化が疑われています。DIHSかどうかは，薬局で判断することはできませんし，診断に関することなので処方医に聞くことも難しいですね。

　しかし，早期より薬剤性の疑いをproblemとして起こすことができたのは，副作用機序別分類の方法論があったからだと思います。今回は予測をたてて，文献検索を先行させたことがとても役に立ちました。

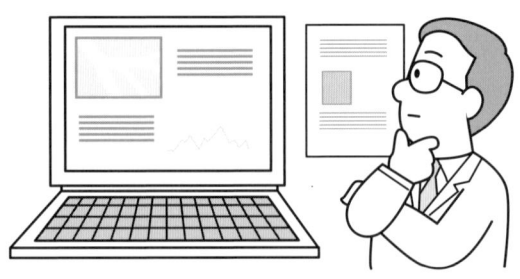

5．薬物副作用機序別分類のポイント
　－薬物アレルギーか，臓器毒性か？

（1）アレルギー性肝障害と肝毒性の違いをみてみよう

　今まで述べてきた薬物副作用機序別分類は広く認められたものではありません。それに，実際，副作用機序別分類を行おうとしても情報が少なく，どの副作用機序に分類したらいいのか，判断が難しい場合もあります。

　しかし，医療の現場では薬物の副作用について，なんらかの判断をしなければならないし，薬剤師の判断を求められる場合も多いのです。そのために副作用機序別分類は現場の方法論として考えられ，発展してきたものです。現場の判断の中で最も切実で重要なのは，「その副作用は薬物アレルギー性か？　臓器毒性か？」と迷う場合です。

　肝障害を例にして，そのことを比較検討してみましょう。まず出現時期をみてみましょう。アレルギー性肝障害は比較的早く発現します。投与後1～2日でアレルギー性副作用が発現する場合もありますが，遅延型アレルギーを除き1～4週間が多いような気がします。それに反して，肝毒性の出現時期は比較的遅いのです。発現までは数カ月あるいはそれ以上かかる場合があります。

　また，アレルギー性肝障害と肝毒性の初発症状に違いが見られます。アレルギー性の場合には発熱，発疹，掻痒感が先行する場合が多いのですが，肝毒性はまず食欲不振，吐き気が現れます。しかし，アレルギー性肝障害も進行してくると当然，食欲不振，吐き気も出てくるので症状での区別はつかなくなります。

　両者で最も違いが見られるのは検査値の推移です。アレルギー性肝障害は急激な AST，ALT 上昇が見られるのに対して，肝毒性の AST，ALT 上昇は比較的ゆっくりした経過で上がっていきます。たとえばその薬物にアレルギーがあった場合，ALT，AST が 40 単位を超えたとすると，1 週間後には 100 単位，200 単位台，そして 2 週間後には 300 単位，400 単位という上がり方をします。これに対して肝毒性の場合は，40 単位を超えても 70 単位まで上がるのにしば

らくかかるし,さらに100単位を超えるまではまた時間がかかります。

末梢血液像においてはアレルギー性の場合は好酸球,白血球が増加しますが,肝毒性の場合は変化しません。感受性試験においてはアレルギー性の場合は陽性の率が高く,肝毒性の場合は陰性です。

薬剤再投与に対しても両者は対照的な経過を示します。なぜアレルギーがあるのに再投与をするのかという疑問がわくでしょうが,実は前述のトシル酸トスフロキサシン(オゼックス®)錠の例のようにたまにあることです。再投与時にはアレルギー症状がより早く,かつ強く現れます。しかし,肝毒性の場合は再投与があっても肝機能に異常がみられるまでしばらくかかるので,症状はすぐには出ません(表4)。

表4　アレルギー性肝障害と肝毒性の違い

項目	アレルギー性肝障害	肝毒性
出現時期	投与開始後1〜4週間	投与開始後数カ月
初発症状	発熱,発疹,掻痒感	食欲不振,吐き気
検査値	急激なAST,ALT上昇	AST,ALT上昇
末梢血液像	好酸球・白血球増加	変化なし
感受性試験	陽性の率が高い	陰性
薬剤再投与	すぐに肝障害発現	すぐには出ない

(2) アレルギー性腎障害と腎毒性の発現は肝障害の場合と異なるのか？

アレルギー性腎障害と腎毒性も同様な経過を示すのが常です。ある薬剤師会の勉強会で,私が副作用に関する講演をしたときのことでした。その日,オメプラゾールによる急性腎不全の厚生労働省安全性情報(平成17年7月)が発表されました。その症例をみた薬剤師さんは,私への質問をもって勉強会に参加していたのです。

厚生労働省から発表された安全性情報(図6)によれば"オメプラゾールが急性腎不全を起こした"とのことです。「実は今,うちの患者さんで腎機能が低下している人のうち3人がオメプラゾールを併用していますが,処方医に言って止めてもらったほうがいいのでしょうか？」とのことでした。

薬物・症状・検査	投与開始19日	中止後 14日	19日	24日	31日
オメプラゾール錠					
テプレノン					
ドンペリドン					
血液透析					
吐き気・全身倦怠感					
尿量減少・顔面浮腫					
腎機能低下					
BUN(mg/dL)		117.8	40.4		14.3
S-Cr(mg/dL)		9.9	3.4		1.3

図6 オメプラゾールにより急性腎不全を起こした70代女性，逆流性食道炎の例
オメプラゾール錠投与開始19日目には，BUN 117.8 mg/dL，S-Cr 9.9 mg/dL と急激な上昇をみているが，これらは中止後1カ月で基準値以内に低下した。
（医薬品・医療用具等安全性情報：平成17年7月厚生労働省より）

　安全性情報によると，患者さんは70代の女性，逆流性食道炎で，オメプラゾールを投与したところ，吐き気，全身倦怠感が発現し，尿量が減少するとともに全身浮腫がみられたとのことでした。投与19日目のBUNは117.8 mg/dL，血清クレアチニン(S-Cr)9.9 mg/dLで腎機能の著明な低下がみられたので，オメプラゾールの投与を中止し血液透析を行っています。
　オメプラゾール投与中止14日目のBUNは40.4 mg/dL，S-Crは3.4 mg/dLと低下しました。中止31日目にはBUN，S-Crとも基準値以内におさまっています。このように薬物投与後急激に発症し，中止したあと比較的速やかにもとに戻る急性腎不全はアレルギー性のものです。
　そこで私は質問者に訊いてみました。「オメプラゾールを飲んでどのくらい経っているのですか？」と。「3人の患者さんとも，10カ月から1年以上飲んでいます」とのことでした。だとすると，すでにオメプラゾールに対する薬物アレルギーはクリアーしていることになります。「大丈夫ですよ。オメプラゾールによる急性腎不全はアレルギー性ですから，腎臓が悪い患者さんでも，アレルギーがなければオメプラゾールは使用できます。もしその患者さんにオメプラ

ゾールアレルギーがあったとしたら，とっくに飲めなくなっていますよ」と話しました。

（3）3つの副作用機序を比較してみよう

薬理作用による副作用，薬物毒性，薬物過敏症の違いについてまとめてみましょう（表5）。薬理作用による副作用の特徴は，常用量でも発現する場合があることです。なぜなら薬理作用だから効きすぎ，つまり過剰発現はいつでも起こりえるからです。たとえば少し用量が多すぎたり，その患者さんのくすりの代謝や排泄に変化があったりした場合などです。通常，医師も薬剤師も"そのくすりが効いているかどうか？"は常に観察しているので，効きすぎかどうかも同様の観察でチェックが可能です。

薬物毒性は投与量・投与期間に依存します。したがって，投与初期に発現することは少なく，投与量が多ければ多いほど，投与期間が長ければ長いほど発現してきます。

肝毒性や腎毒性は，症状が現れた場合にはすでにダメージがかなり進んでいることが予測されるので，副作用チェックのための定期的な検査をすることが必要になります。しかし，エンドレスではありません。ある程度観察して「その患者さんがそのくすりに薬剤耐性がある」と判断されれば，あとの副作用チェック検査は6カ月，あるいは1年ごとでいいでしょう。薬物毒性は現れても通常の投与量では急激に進んでいくことは少ないので，様子を見ながら投与

表5　副作用機序別分類の比較

機序分類	特徴	チェック	処置
薬理作用	常用量でも発現する場合がある	症状の観察	投与量減量・緩和な他剤へ変更
薬物毒性	投与量・投与期間の大きさに依存	投与期間中は定期的に検査を続ける	様子を見ながら投与継続あるいは他剤変更・中止
薬物過敏症	投与量・投与期間に依存しない 6カ月以内に発現	6カ月間は初期症状の発現に気をつける	即時に投与を中止し再投与は避ける

継続あるいは他剤変更，投与中止が決定されます。

　薬物過敏症の発現の最も大きな特徴は投与量・投与期間に依存しないことです。たとえば，薬物アレルギーはどんなに少量でも発現するし，それが体内にある限り続くことになります。もし薬物アレルギーが発現したら，投与はすぐに中止しなければなりませんし，"アレルギーカードを所持させる"など再投与を防ぐ手段を考えなければなりません。しかし，どうしても中止できない場合には副腎皮質ホルモン剤を併用して服薬されることもあります。しかし，原則はやはり中止をすることです。

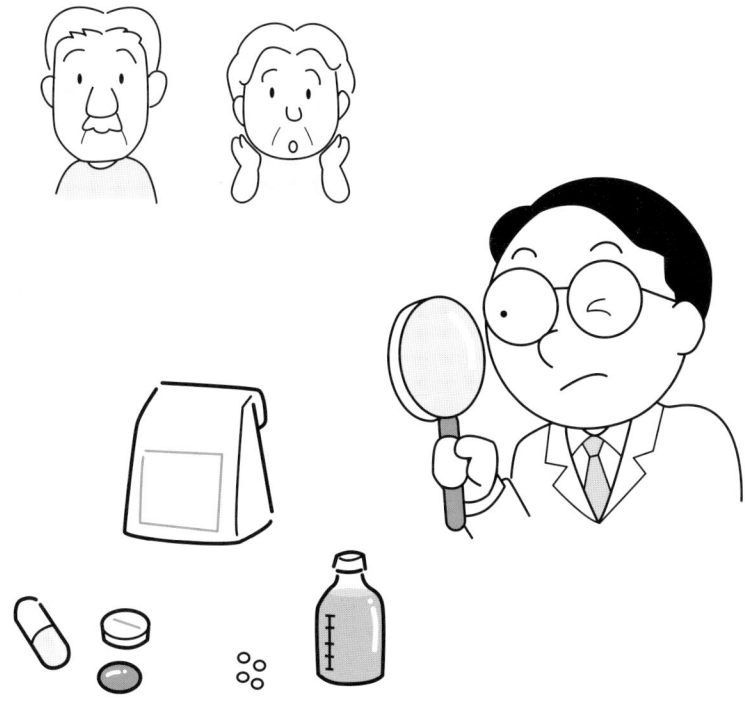

くすりの副作用が出ていないか観察・チェックします。

6．抗血小板剤クロピドグレル硫酸塩（プラビックス®）錠添付文書「重大な副作用」の副作用機序別分類を行ってみよう

（1）副作用機序別分類のコツは「薬理作用の過剰発現」をみつけること

　クロピドグレル硫酸塩錠添付文書の副作用の記載には，最初に副作用発生状況の概要が記されています。この概要は副作用を全体的にとらえることができるので，とても有用です。クロピドグレル硫酸塩錠添付文書（2006年6月改訂）の承認時までの1,881例の概要では，「副作用（臨床検査値異常を含む）は30.4%（571例）で，主な症状は皮下出血2.2%（41例）等の出血傾向であった。主な臨床検査値異常はALT（GPT）上昇5.6%（106例），γ-GTP上昇5.1%（96例），AST（GOT）上昇4.5%（84例）等の肝機能障害，ヘモグロビン減少2.3%（44例）白血球減少2.0%（38例）等の血液障害であった」とされています。

　また，概要に記載された海外の調査では「17,500例以上の患者を対象として複数の臨床試験が実施された。主な副作用（頻度1%以上）は紫斑，鼻出血等の出血傾向，消化不良，腹痛，下痢等の消化管障害等であった」とされています。日常的にはこれらの副作用に注目してチェックしていくことが必要です。

　クロピドグレル硫酸塩錠添付文書（2008年3月改訂）の重大な副作用は次の通りです。（1）出血（頭蓋内出血，胃腸出血等の出血），（2）肝機能障害，黄疸，（3）血栓性血小板減少性紫斑病（TTP），（4）間質性肺炎，（5）その他の重大な副作用　①無顆粒球症，②再生不良性貧血を含む汎血球減少症，③皮膚粘膜眼症候群（Stevens-Johnson症候群），多形滲出性紅斑，中毒性表皮壊死融解症。

　クロピドグレル硫酸塩錠の副作用をチェックしていくために，副作用機序別分類をしてみると，副作用が新たな顔を見せてきます。

　副作用機序別分類では，まず薬理作用の過剰発現によって起きる副作用を見極めることです。クロピドグレル硫酸塩錠の作用機序は「クロピドグレル硫酸塩の活性代謝物が，不可逆的に血小板のADP（アデノシン二リン酸）受容体サ

ブタイプ P2Y12 に作用し，ADP の結合を阻害することにより，血小板の活性化に基づく血小板凝集を抑制する」ことです．その結果"抗血栓効果"を発揮します．

この作用が過剰に発揮されるとどうなるのか？　当然，出血傾向が現れることになります．つまり，重大な副作用の"出血"は薬理作用の過剰発現にもとづくものであり，副作用概要に示されるとおり，出血傾向は最も高い頻度の副作用です．出血は薬理作用ですから，服薬中は常に慎重な観察を行う必要があります．目安は紫斑や尿の赤色，鼻出血，歯ぐきからの出血などです．

クロピドグレル硫酸塩錠類薬のチクロジピン塩酸塩錠には重大な副作用として消化性潰瘍があげられていました．しかし，クロピドグレル硫酸塩錠には重大な副作用として消化性潰瘍はありません．ただし，海外調査では消化管障害の頻度が高いので，注意は必要だろうと思います．NSAIDs（non-steroidal anti-inflammaory agent drugs：非ステロイド性抗炎症薬）との併用時などには"便が黒くなっていないかどうか？"などのチェックが必要でしょう．また国内の臨床試験でも，絶食投与群でのみ消化器系の副作用（腹痛，下痢，軟便）がみられたことから，空腹時の服用は避けるように伝えましょう．

（2）血栓性血小板減少性紫斑病（TTP），無顆粒球症，重篤な肝障害などは，なぜ薬物アレルギーなのか？

添付文書では，重大な副作用として，これらの血栓性血小板減少性紫斑病（TTP），無顆粒球症などの重篤な肝障害は"投与開始2カ月以内の早期に発現"することから，投与開始後2カ月間は2週間以内の投与と2週間ごとの検査を求めています．つまり発現が比較的早期に現れ，その2カ月以後のチェックについては言及されていないことが，アレルギー性の副作用であることを示しています．

その他の重大な副作用である再生不良性貧血を含む汎血球減少症も薬物アレルギーに分類しました．なぜなら，血球障害は骨髄抑制が証明されている抗がん剤などの使用例を除いては頻度が低く，クロピドグレル硫酸塩錠が血球障害を起こすことは，薬理作用でも証明されていないからです．

では，間質性肺炎，皮膚粘膜眼症候群，多形滲出性紅斑，中毒性表皮壊死症はどの副作用機序に分類されるのでしょうか？ 通常，間質性肺炎，皮膚粘膜症候群，中毒性表皮壊死症はアレルギー性であろうと言われています。多形滲出性紅斑は皮膚粘膜眼症候群の一部として扱われる場合や軽い薬疹として現れることもあり，いずれも薬物アレルギー症状です。

もしアレルギーがあるくすりを気づかずに投与し続けると重篤化することは目に見えていますので，アレルギーが現れる可能性がある6カ月間は十分なチェックが必要です。

クロピドグレル硫酸塩錠の重大な副作用の機序別分類と副作用チェックについて**表6**に示しました。

表6 クロピドグレル硫酸塩錠重大な副作用の機序別分類とチェック

副作用機序	副作用	チェック
薬理作用	出血（脳出血，消化管出血など重篤な出血）	使用中は常にチェックする必要がある。
薬物毒性	重大な薬物毒性はない。	
薬物過敏症	①肝機能障害黄疸，②血栓性血小板減少性紫斑病，③間質性肺炎，④無顆粒球症，⑤再生不良性貧血を含む汎血球減少症，⑥皮膚粘膜眼症候群，多形滲出性紅斑，中毒性表皮壊死症	肝機能障害，黄疸，血栓性血小板減少性紫斑病，無顆粒球症は2カ月間，汎血球減少症，皮膚粘膜眼症候群，多形滲出性紅斑，中毒性表皮壊死症は6カ月間厳重なチェックを行うこと。

（3）クロピドグレル硫酸塩錠の副作用機序別分類をして見えてくること

クロピドグレル硫酸塩錠の添付文書の重大な副作用をみていると，血栓性血小板減少症や皮膚粘膜眼症候群などの重篤な副作用が記載されていて"このくすりは恐いくすりだなあ"と思ってしまいます。

たとえば，クロピドグレル硫酸塩錠を初めて投与された患者さんから「3年前に肝臓を悪くしたのです。今は何もくすりを飲んでいないのですが，このくすりを飲んでも大丈夫でしょうか？」と訊かれたとしましょう。あなたはまず，

I　くすりの有害な作用の予防と発見のための副作用機序別分類

　添付文書の副作用の項を見ますね。そこには，重大な副作用として，肝機能障害，黄疸があげられています。つまり，「ALT（GPT）上昇，γ-GTP上昇，AST（GOT）上昇，黄疸，急性肝不全（頻度不明），肝炎（頻度不明）等があらわれることがあるので，観察を十分行い，異常が認められた場合には，投与を中止し，必要に応じて適切な処置を行うこと」とあります。

　添付文書を詳しく見ると，この肝機能障害は主に2カ月以内に発現していることが示されていますので，この重大な副作用の肝機能障害，黄疸はアレルギー性肝障害であると思われます。そうすると，患者さんに肝障害があったとしても，クロピドグレル硫酸塩錠にアレルギーがなければ，"慎重投与"に入りますから，クロピドグレル硫酸塩錠は服用できるのです。あなたは「大丈夫ですよ。これは大事なくすりだから飲んでください。でも発熱や掻痒感，発疹がでてきたら伝えてくださいね」と患者さんに話すことになります。

　そして，患者さんが薬局にくるたびに「疲れやすいことやだるいことはないですか？」と話しながら肝機能障害の初期症状をチェックすることになります。添付文書上は肝機能障害，黄疸の副作用チェックは2カ月間行うことになっています。その後の肝機能障害チェックはその他の副作用の肝臓のところにある「AST（GOT）上昇，Al-P上昇，LDH上昇＜血清ビリルビン上昇」の代謝負荷ですから，半年か1年に1回程度で済むようになるのです。

　その他の重大な副作用に属する血栓性血小板減少性紫斑病，無顆粒球症は2カ月間，汎血球減少症，皮膚粘膜眼症候群，多形滲出性紅斑，中毒性表皮壊死症は6カ月間，厳重なチェックを行うことが必要ですが，以後はチェックフリーになります。

　このように副作用機序別分類を行うと"恐いくすりだ"と思えたクロピドグレル硫酸塩錠は6カ月間を過ぎた後には，"出血傾向に注意をすれば安全に使えるくすりである"ことがわかります。これが副作用機序別分類の真髄です。

◯おわりに◯

　副作用機序別分類について話してきました。私はこの方法論を 30 年近く確かめ，実践してきました。そのなかで失敗もありましたが，数々の成果もありました。しかし，副作用は"機序不明"という場合も多く，機序別分類の適応が難しいときもあります。

　そういう場合でも"これは薬物アレルギーかそうではないのか？"という検討はとても有意義です。常に患者さんの副作用について考えることができるのは薬剤師だけです。患者さんのための薬物療法を的確に進めるために，副作用機序別分類を応用していきましょう。

（菅野　彊）

第Ⅱ章

医薬品の副作用情報の検索と提供

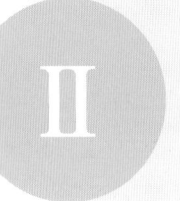

II 医薬品の副作用情報の検索と提供

○はじめに○

　患者さんにも医師にも，くすりのことはくすりの専門家である薬剤師に聞けばよい，医薬品情報の取り扱いは薬剤師の専門的分野だという認識が広がっています。副作用についても，今や医師より薬剤師が患者さんに説明を行う機会が多いのが実情です。医薬品情報を扱うときは，「情報を探し出せること」と「情報の意味が正しく読めること」のどちらも重要ですが，それは副作用情報についても同様です。患者さんに適切な副作用情報を提供するためには，副作用情報の収集と分析が欠かせません。

　情報収集は，副作用情報が「どこにあるか」を知っていれば，それほどたいへんな作業ではありません。副作用情報を探すときに，インターネットは重要なツールとなっています。今や，インターネットを使わずに医薬品情報を探そうとするとかえって時間と手間がかかる時代です。

　副作用情報は「医薬品と副作用の因果関係が否定できない」というだけの不確かな情報を基に考えていかなければなりません。それだけに，情報は効率的な手順で，なるべく網羅的に収集し，多くの情報の中から手がかりを見つけ出す「読み方」が理想です。

　しかし，私たちはしばしば副作用情報が「少なすぎる」という現実に直面することになります。たとえ情報が少なくても，大胆に仮説をたて，副作用の発現防止のために役立てていきたいと思います。副作用情報の分析の最終目標は，副作用を証明することではなく，患者さんに副作用が発現する危険性を最小に抑えることだからです。

1．経時的に見た副作用情報の分類

　副作用情報は経時的に大きく2つに分類されます。臨床試験という制限され，管理された条件の下で医薬品が使用されたときに発現する副作用の情報と，市販後に発現し，調査や自発報告の結果，明らかになる副作用の情報です。添付文書には，この両者が記載されています。

（1）臨床試験で収集される副作用情報

　臨床試験では，個々の被験者の経過が追跡されています。副作用は，身体症状と臨床検査値が調査されています。その調査の結果は集計されて，発現率が計算されます（表1）。

表1　臨床試験で収集される副作用情報

試　験	臨床試験の内容	安全性情報
第Ⅰ相試験	初めてヒトに投与される臨床薬理試験	初期の安全性および忍容性情報
第Ⅱ相試験	患者において治療効果を探索する試験	用量－反応性試験での安全性情報
第Ⅲ相試験	患者における治療効果を検証する試験	第Ⅱ相までの安全性の検証。リスクとベネフィットの関係が適切であることの根拠づけとしての安全性情報

　医薬品の承認審査では，国内臨床試験の結果が主体となって検討されますが，輸入品では，海外臨床試験の結果や市販後調査の結果も検討されます。

（2）市販後に報告される副作用情報（図1）

① 再審査期間における副作用情報

　新医薬品は，承認後4～10年（原則8年）以内に品質，有効性および安全性について調査し，再審査を受けます。その間は，定期的な安全性情報が厚生労働省に報告されています。

　使用成績調査の結果，副作用発現率が添付文書の副作用の項に追記されます。

例）タナトリル® 錠（イミダプリル塩酸塩）添付文書より
臨床試験（治験）
　総症例858例中，副作用が報告されたのは50例（5.83％）であり，その主なものは，咳嗽23例（2.68％），咽頭部不快感4例（0.47％），胃部不快感2例（0.23％），動悸2例（0.23％）等であった。また，臨床検査値異常として本剤との因果関係が疑われたものは，56例（6.53％）であり，その主なものは，ALT（GPT）上昇739例中15例（2.03％），AST（GOT）上昇739例中13例（1.76％），クレアチニン上昇722例中6例（0.83％）等であった。
使用成績調査（1993年10月～1999年9月）
　総症例5,774例中，副作用が報告されたのは390例（6.75％）であり，その主なものは，咳嗽275例（4.76％），低血圧15例（0.26％），めまい13例（0.23％），頭痛11例（0.19％），咽頭部異和感・不快感8例（0.14％），ふらつき8例（0.14％），発疹7例（0.12％）等であった。

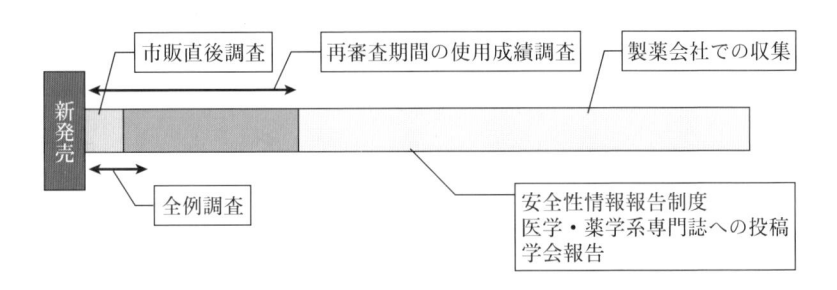

図1　市販後に報告される副作用

　医薬品は新発売され，再審査期間を終了するまで使用成績調査が行われるが，市販後6カ月間に行われる調査を市販直後調査という。また，例数を定めて行う全例調査が行われることもある。再審査期間が終了したのちも製薬会社，厚生労働省へ医療者から副作用が報告されている。

② 市販直後調査における副作用情報

　新医薬品の発売後6カ月間は市販直後調査が行われます。この期間に発現する重篤な副作用の情報を迅速に収集することを目的とした調査です。市販直後

調査で重篤な副作用が報告されると，すぐに添付文書に反映されるのが特徴です。この期間に報告される重篤な副作用には，薬物アレルギーによる副作用もしくは臨床試験では除かれていたリスクをもつ患者さんに使用された結果，発現する副作用がみられます。

③ **全例調査による副作用情報**

承認時に不足する情報を補うために，調査目的を定めて全例を対象とした調査（全例調査）が行われることがあります。期間を限定せず，例数を定めて市販後の追跡調査を行います。したがって，副作用を調査した場合は，発現率調査になります。

④ **製薬会社のお薬相談窓口への相談も副作用報告になる!?**

製薬会社が主体となって調査する副作用情報以外に，医療機関や薬局からも副作用の自発報告が行われます。そのひとつは製薬会社へ直接報告されるものであり，もうひとつは安全性情報報告制度という医師・薬剤師などから厚生労働省（法的には厚生労働大臣）に直接報告するもので，これらによって製薬会社の外にも副作用情報が蓄積されていきます。

医師・薬剤師などからの自発報告として取り扱われるものに医学・薬学系専門誌への投稿，学会での報告があります。こういった情報を根拠に添付文書が変更されることもしばしばあります。

製薬会社への消費者からの問い合わせで副作用に該当するものも副作用報告となります。平成17年の薬事法改正により製造販売後安全管理基準（GVP：Good Vigilance Practice）が義務づけられました。その基準の中では，医療消費者からの有害事象の報告は医学的裏づけの有無と関係なく，自発報告として扱うことになっています。

2．副作用情報はどこにあるか？

　副作用情報は，収集された時期や方法(制度)によって蓄積される機関が違います。最も多くの情報を蓄積しているのは，間違いなく製薬会社(製造販売業)です。したがって，副作用情報の検索は，まず製薬会社が作成した資料などから始めるのが順当な手順です。

　添付文書に記載された副作用か未知の副作用かによって検索の考え方が異なります。

(1) 臨床試験で収集される副作用

　臨床試験で発現した副作用を私たちが一番簡単に知る方法は，添付文書，インタビューフォーム，使用上の注意解説など製薬会社が作成した資料です。インタビューフォームは，製薬会社のサイトからダウンロードできるところが増えてきました。

　使用上の注意解説は，1997年以前の医薬品には用意されていません。また，使用上の注意解説までインターネット上に出している製薬会社は少ないようですが，インタビューフォームの中に使用上の注意解説をそのまま掲載しているものもありますので，製薬会社の編集方針次第というところはあります。

　また，医薬品が審査を受ける際に作成される資料が公開されています。承認審査の経過や評価をまとめた「審査報告書」及び「審議結果報告書」(以下「審査報告書」)と，審査を受けるために製薬会社が治験結果をまとめた「申請資料概要」です。これらの資料の中から，臨床試験中に発現した副作用の情報を得ることができます。

　この2つの資料は，医薬品医療機器総合機構の医薬品医療機器情報提供ホームページに掲載されています(図2)。

(2) 市販後に報告される副作用

① 製薬会社

　製薬会社は，市販後に集積された副作用症例や医学・薬学系専門誌，学会に報告された副作用が医薬品との因果関係を否定できないとき，厚生労働省に諮

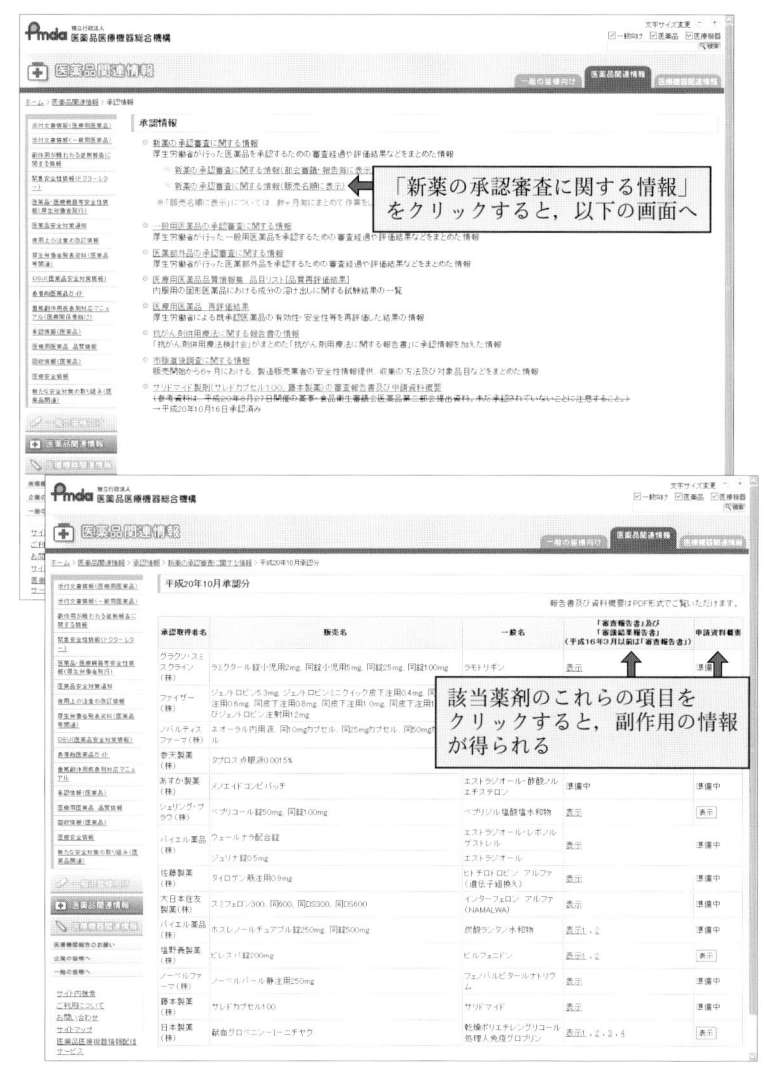

Ⅱ　医薬品の副作用情報の検索と提供

図２　医薬品医療機器情報提供のホームページから得られる副作用情報

　ホームページ（http://www.info.pmda.go.jp/）から「医薬品関連情報：承認情報（医薬品）（上）」を選び「新薬の承認審査に関する情報（下）」を選ぶと，「審査報告書」及び「審議結果報告書」，「申請資料概要」から副作用の情報が得られる。

り，添付文書の副作用の項の改訂を行います。その情報は「使用上の注意改訂のお知らせ」で私たちに提供されます。

重大な副作用の改訂は，主に厚生労働省の指示とされるものが多く，指示内容は，毎月，医薬品医療機器情報提供ホームページ(医薬品関連情報：使用上の注意の改訂情報)に掲載されます。

「使用上の注意改訂のお知らせ」もほとんどの製薬会社でホームページから閲覧が可能です。最新のお知らせ文書のみを提供しているところも多いのですが，過去のお知らせ文書を蓄積しておくのもスペースが限られた医療機関や薬局ではなかなか難しいことですから，インターネット上に蓄積されていることには大きな利便性があります。

ところで，副作用情報は不確定な要素の多い情報です。なるべく多くの事実から推し量っていかなくてはなりません。「使用上の注意改訂のお知らせ」の症例紹介は代表的な症例1，2例にとどまります。ラインリストでもよいので，もう少し多くの症例が公開されないものだろうかと思います。

副作用が重篤な場合には，緊急安全性情報が出されます。緊急安全性情報については，医薬品医療機器総合機構の医薬品医療機器情報提供ホームページ(医薬品関連情報：緊急安全性情報[ドクターレター])に厚生労働省の指示文書とともに掲載されています。過去のものも一覧できます。

② **厚生労働省・医薬品医療機器総合機構**

副作用症例は，製薬会社から医薬品医療機器総合機構に報告されます。また，安全性情報報告制度を経由して医療者から直接報告されています。上記の製薬会社および医療機関，薬局から報告のあった症例をとりまとめたものが「副作用が疑われる症例報告に関する情報」として医薬品医療機器情報提供ホームページ(医薬品関連情報：副作用が疑われる症例報告に関する情報)に公開されています。

これらの情報は主に簡単なラインリスト(表2)ですが，死亡例には注として因果関係に関するコメントが添付されます。患者さんに添付文書に記載されていない副作用(未知の副作用)が疑われる症状が発現したときは，この情報の中

表2　副作用が疑われる症例報告　ラインリストのモデル

報告年度	200●		性別	女	年齢	50歳代	転帰	死亡	
原疾患等	転移性乳癌				肺梗塞				
被疑薬	○○○○○							経路	内
有害事象	口内炎				下痢				
	悪心				敗血症				
	播種性血管内凝固								
併用被疑薬	○○○○○								
注	被疑薬と死亡との因果関係が否定できないもの								

に類似の報告がされていないか確認することができます。

③ 文献報告および学会報告

　副作用症例は，さまざまな医学・薬学系専門誌に投稿されます。学会でも副作用報告が発表されています。一報の報告症例数は少なくても，症例の詳細がわかる資料となります。これらの報告の中には未知の副作用も含まれます。患者さんに未知の副作用が発現しているのではないかと疑われるときは，文献や学会への報告も探してみる必要があります。

　しかし，医学・薬学系専門誌を一誌ずつ探していくのは非現実的です。したがって，そういった専門誌の情報を集めた，いわゆる文献データベースから検索するのが効率的です。今日では，多くの文献データベースがインターネット上で検索できるようになっています（表3）。最も有名なデータベースはPubMed（図3）です。世界最大の医学文献データベースMEDLINEの全文献の検索が無料でできること，検索方法の使いやすさから全世界の医療者に活用されています。

　医療の報酬体系の中で，情報収集に関する技術や費用はほとんど評価されていません。そのため，できるだけ安価で特別な検索技術をもたない医療者にも使いやすいデータベースが求められています。

　しかし，英語では検索語を考えたり，出てきた抄録を読むのに少しばかり労

表3　インターネット上で文献データベースの検索ができるウェブサイト

PubMed	http://www.ncbi.nlm.nih.gov/pubmed/（図3）
米国国立生物工学情報センター（NCBI：National Center for Biotechnology Information）が一般公開している医学関係文献データベース。MEDLINEの全文献が含まれる。	
iyakuSearch	http://database.japic.or.jp/nw/index（図4）
財団法人日本医薬情報センターが提供する国内外の医薬品情報に関するデータベース。「医薬文献情報」「学会演題情報」「医療用医薬品添付文書情報」「一般用医薬品添付文書情報」「臨床試験情報」「日本の新薬」「学会開催情報」のデータベースを検索することができる。主要な海外医学誌は採択されている。	
CiNii	http://ci.nii.ac.jp/（図5）
国立情報学研究所が日本の学術論文を中心とした論文情報を収集・提供するデータベース。国内の学協会の学術雑誌、大学などが発行する研究紀要、国立国会図書館が収集する国内刊行の専門誌など（人文・社会、科学・技術、医学・薬学分野）の記事索引が検索できる。	
Google Scholar	http://scholar.google.co.jp/（図6）
分野や発行元を問わず、学術出版社、専門学会、プレプリント管理機関、大学、およびその他の学術団体の学術専門誌、論文、書籍、要約、記事を検索できる。	
JDreamPetit	http://pr.jst.go.jp/jdreampetit/（図7）
独立行政法人科学技術振興機構が提供する医学・健康領域、食品・安全などの文献情報データベース。MEDLINEが日本語のキーワードで検索できる。	

力が必要です。日本語で検索できるに越したことはありません。日本語で無料で書誌情報（発行年月巻数，号数，ページ数，著者，著者の所属機関などの情報）が検索できるサイトは，iyaku Search（財団法人日本医薬情報センター）（図4），CiNii（国立情報学研究所）（図5），Google Scholar（図6）などがあります。CiNii，Google Scholarは，情報を提供（登録）する学協会や出版社によっては，文献に何が書かれているかを簡単にまとめた抄録を読むことができたり，無料で文献を入手することができますが，一般的には，データベースの検索そのものは無料でも，文献を入手するのは有料となります。

　一方，iyaku Searchは書誌情報を検索するまでは無料ですが，抄録を読むに

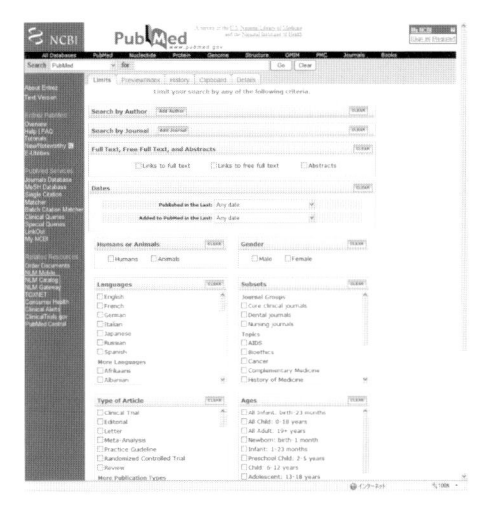

Ⅱ　医薬品の副作用情報の検索と提供

図3　PubMed の画面

米国国立生物工学情報センター（NCBI：National Center for Biotechnology Information）が一般公開している医学関係文献データベース。MEDLINE の全文献が含まれる。

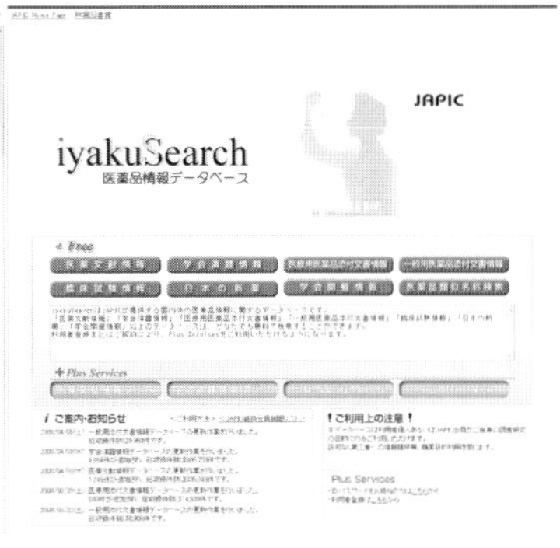

図4　iyaku Search のホームページ画面

「医薬文献情報」「学会演題情報」「医療用医薬品添付文書情報」「一般用医薬品添付文書情報」「臨床試験情報」「日本の新薬」「学会開催情報」のデータベースを検索することができる。

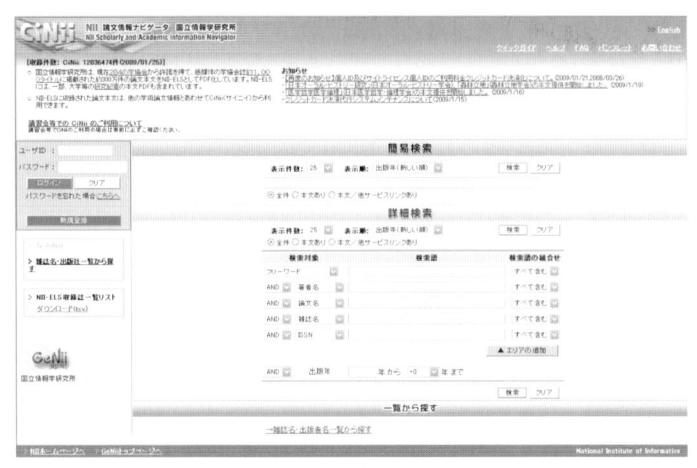

図5　CiNii のホームページ

　国内の学協会の学術雑誌，大学などが発行する研究紀要，国立国会図書館が収集する国内刊行の専門誌など（人文・社会，科学・技術，医学・薬学分野）の記事索引が検索できる。

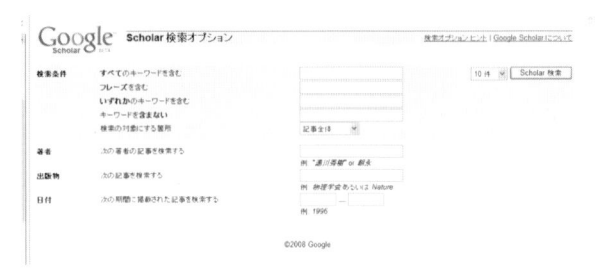

図6　Google Scholar の検索オプションの画面

　学術出版社，専門学会，プレプリント管理機関，大学，およびその他の学術団体の学術専門誌，論文，書籍，要約，記事を検索できる。

は年間契約（有料）をする必要があります。文献の入手も有料です。
　他に JDreamPetit（独立行政法人科学技術振興機構）（図7）があり，契約（有料）が必要ですが，MEDLINE が日本語のキーワードで検索できます。

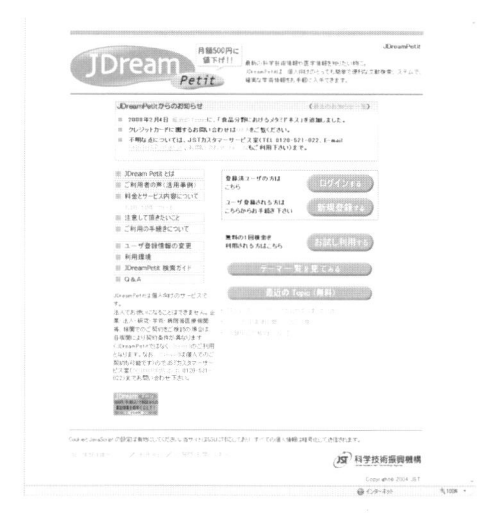

Ⅱ　医薬品の副作用情報の検索と提供

図7　J Dream Petit ホームページ画面
医学・健康領域，食品・安全などの文献情報データベース。MEDLINE が日本語のキーワードで検索できる。

（3）総論的な副作用情報

　副作用についてまとめられた三次資料を紹介しておきます。これらの資料のまとめ方には大きく分けて2種類あります。薬効・成分ごとに副作用が解説されているものと副作用ごとに解説されているものです。

　まず，教科書としても信頼の厚い「グッドマン・ギルマンの薬理書」（廣川書店），「メイラー医薬品の副作用大事典」（西村書店）は薬効・成分ごとに整理されたものです。「重大な副作用回避のための服薬指導情報集」（じほう）と厚生労働省が作成し医薬品医療機器情報提供ホームページで公開されている「重篤副作用疾患別対応マニュアル」[医薬品関連情報：重篤副作用疾患別対応マニュアル（医療従事者向け）]（図8）は，副作用ごとに機序，初期症状，処置などがまとめられています。

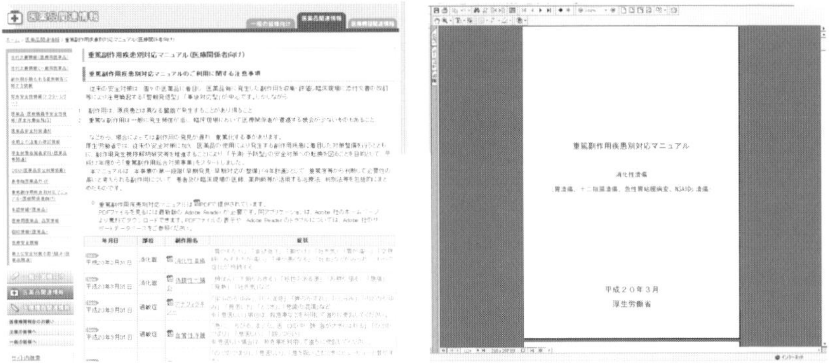

図8 医薬品医療機器情報提供ホームページで公開されている「重篤副作用疾患別対応マニュアルの1例
　副作用ごとに機序，初期症状，処置などがまとめられている。

「重篤副作用疾患別対応マニュアル」の内容

【患者向け】
　　副作用の概要，初期症状，早期発見・早期対応のポイント

【医療関係者向け】
　　早期発見と早期対応のポイント
　　副作用の概要
　　副作用の判別基準（判別方法）
　　判別が必要な疾患と判別方法
　　治療法
　　典型的症例
　　引用文献・参考資料

3. さまざまな副作用情報の読み方

(1) 添付文書の読み方

① 副作用の項

　副作用の項には，まず「副作用の概要」が記載されます。ここでは臓器に関係なく，発現率の高い主な副作用が，発現率の高い順に羅列されています。

　次に「重大な副作用」の項です。この項も臓器に関係なく，ほとんどが報告された順に並んでいます。重大な副作用は，それに頻度が記載されているか，頻度が不明かで意味が異なります。頻度が記載されている場合には，なんらかの母数がわかる状態（臨床試験，使用成績調査など）で報告されているからです。頻度不明の場合は，自発報告や文献報告によるもので，その場合は母数が推測できないため頻度は計算できません。ただ，頻度不明の副作用は，臨床試験などで現れない非常に頻度が低い副作用や，特殊なリスクをもつ患者さんに投与された結果現れる，やはり頻度の低い副作用だといえます。

　最後は「その他の副作用」の項です。この副作用は臓器別に発現頻度の高い順で表にまとめられています。

💡 副作用の項から機序別分類のヒントを得よう

　副作用の項にある副作用の種類と発現頻度から，それぞれの副作用を大まかに機序別分類することができます。機序別分類の表（Ⅰ章 32 ページ参照）を副作用の発現頻度，性格と機序の関係に変換してみると**表4**のようになります。

　発現頻度の高い副作用とそれに類似または関連した副作用は，薬理作用に関連する副作用である可能性が高くなります。たとえば，抗菌薬の下痢・軟便は頻度の高い副作用です。腹痛や腹部膨満感などの腸に関連する他の副作用も類似の副作用とします。実際，これらは抗菌薬による腸内細菌叢の変化が原因の副作用で，薬理作用に関連する副作用に分類できます。

　実際にケトチフェンの副作用の項を表にしてみました（**表5**）（太字は重大な副作用）。

表4　副作用の発生頻度と機序の関係

概要・重大な副作用・その他の副作用	機　序
発現頻度の高い副作用 （類似または関連する副作用を含む）	薬理作用に関連する副作用 もしくは薬物毒性
発現頻度の低いもの・頻度不明	薬物毒性もしくは 薬物過敏症による副作用
リスクのある患者で発現する副作用	薬理作用に関連する副作用 もしくは薬物毒性

表5　発生頻度別にみたケトチフェンの副作用

	概要・重大な副作用・その他の副作用
発現頻度の高い副作用 （類似または関連する 副作用を含む）	眠気，けん怠感，めまい，ふらつき，頭痛，しびれ感 口渇，味覚異常，口内炎
発現頻度の低いもの 頻度不明	**肝機能障害，黄疸** AST (GOT)，ALT (GPT)，Al-P の上昇，LDH，γ-GTP の上昇 悪心，腹痛，下痢，嘔吐，胃部不快感，食欲不振，便秘 ほてり，動悸，月経異常 頻尿，排尿痛，血尿，残尿感などの膀胱炎様症状 浮腫，多形紅斑，発疹，蕁麻疹
リスクのある患者で発 現する副作用	**痙攣，興奮**（乳児，幼児では特に注意すること）

　ケトチフェンは抗ヒスタミン薬ですから，眠気などの精神神経系の副作用は薬理作用によるものということはよく知られています。したがって，乳児，幼児でみられる痙攣，興奮も薬理作用に関連する副作用に分類されるでしょう。

　抗ヒスタミン薬はまた，抗コリン作用をもっていることもよく知られています。口渇と便秘は代表的な抗コリン作用による副作用です。口渇とともに味覚異常や口内炎は口中に関連するものとしてまとめます。味覚異常や口内炎は，口渇が原因となって発症している場合は薬理作用に関連する副作用としてまとめられます。しかし，抗コリン作用である便秘は頻度だけでは薬理作用に関連

する副作用に分類することは難しくなります。

　肝機能に関連する検査値異常が発現していることから，ケトチフェンは肝臓に負荷をかけることがわかります。しかし，重篤な肝機能障害は発現頻度が低いので，おそらく薬物過敏症による副作用であると予想できますが，薬物毒性が完全に否定できるわけではありません。

　消化器系の副作用は，薬物のもつ刺激性などによる薬物毒性と考えられます。浮腫，多形紅斑，発疹，蕁麻疹は明らかな薬物過敏症による副作用です。

　添付文書の副作用の項だけでは，この程度までしかわかりませんが，大まかに分類することはできました。

💡 薬効群全体の副作用から機序別分類のヒントを得よう

　同じ薬効群に含まれる医薬品に共通して現れる副作用は，機序が不明でも，その薬効群に共通する薬理作用に関連する副作用か毒性によるものと考えられます。ひとつの医薬品の副作用の項を見ていてもわからないことが，他の医薬品と比較することによってわかることがあるのです。

　たとえば，ニューキノロン系抗菌薬の低血糖の副作用は，発売当時は報告されていなくても，次々に副作用の項に追記されてきました。これは，ニューキノロン系抗菌薬が糖代謝に対して何らかの作用をもっているということです。

　また，高脂血症（脂質異常症）治療薬では，脱毛（円形脱毛症）の副作用がみられます。フィブラート系薬剤ではすべての薬物で脱毛が報告されています。スタチン系薬剤では，2008年5月現在でピタバスタチン（リバロ®錠 2003年発売），ロスバスタチン（クレストール®錠 2005年発売）にはその記載がなく，プラバスタチン（メバロチン®錠 1989年発売），シンバスタチン（リポバス®錠 1991年発売），アトルバスタチン（リピトール®錠 2000年発売），フルバスタチン（ローコール®錠 2003年発売）には副作用の項に記載されています。ピタバスタチンには，副作用報告としての集積はありますが，まだ添付文書には反映されていません。

　さて，今後，小腸コレステロールトランスポーター阻害剤であるエゼチミブ

（ゼチーア® 錠 2007 年発売）では脱毛の症例が報告されるでしょうか？ エゼチミブは，スタチン系薬剤と併用されることが多く，仮に副作用に脱毛が記載されても，それが単独で出たものか否かは症例を確認しなければなりませんが，高脂血症（脂質異常症）治療薬のすべてで脱毛が報告されれば，血中の脂質濃度の減少が発毛や毛髪の成長になんらかの影響を及ぼしたのではないかと推測されます。とすれば，高脂血症（脂質異常症）治療薬による脱毛は，薬理作用に関連する副作用であり，投薬を中止すれば改善されることが推測できます。実際，フルバスタチンの脱毛の症例では，中止によって改善しています（**表6**）。

このように因果関係や副作用の発症機序が完全に証明できなくても，患者さんへの対処法は提案できることになります。

表6　フルバスタチン（ローコール® 錠）の「使用上の注意改訂のお知らせ」に記された副作用による脱毛の概要

患者		1日投与量 投与期間	症状・経過及び処置
性・年齢	原疾患（合併症）		
男 70代	高脂血症 （脳梗塞後遺症，不眠症）	20 mg/日 5.5カ月間	本剤開始約3カ月後，後頭部に直径10 mmの円形脱毛症発現。その後徐々に増悪し，本剤開始約5.5カ月後には頭部全体に脱毛が認められ，本剤投与中止。中止約2カ月後脱毛に改善傾向がみられ，中止約5カ月後には軽快した。
併用薬：塩酸チアプリド，アルジオキサ，ロルメタゼパム			
女 50代	高コレステロール血症 （便秘症，更年期障害）	20 mg/日 20日間	本剤開始20日後，頭髪が抜けると訴えがあり，本剤投与中止。中止20日後頭髪の抜けるのはよくなったとのことだった。
併用薬：センナエキス			

（ローコール® 錠「使用上の注意改訂のお知らせ」より）

② 副作用と関連する「使用上の注意」をまとめて読む

「使用上の注意」には，警告，禁忌，慎重投与，重要な基本的注意，相互作用，副作用，高齢者への投与，妊婦・産婦・授乳婦などへの投与，小児などへの投与，過量投与があります。これらの項目に記載されている注意を，同じ副作用に関する注意でまとめて読むと，その副作用について，どのように説明し，何をチェックしていけばよいのかがよくわかります。

フロセミドは使用経験も長く，よく知られたくすりです。このフロセミドの「電解質異常（失調）」について，記載をまとめ，考えてみましょう。

💡 フロセミドの電解質異常（失調）に関する使用上の注意のまとめ

【禁忌】

体液中のナトリウム，カリウムが明らかに減少している患者［電解質失調を起こすおそれがある。］

【慎重投与】

- 下痢，嘔吐のある患者［電解質失調を起こすおそれがある。］
- 減塩療法時の患者［低ナトリウム血症を起こすおそれがある。］

【重要な基本的注意】

- 本剤の利尿効果は急激にあらわれることがあるので，電解質失調，脱水に十分注意し，少量から投与を開始して，徐々に増量すること。
- 連用する場合，電解質失調があらわれることがあるので定期的に検査を行うこと。

添付文書の「使用上の注意」を同じ副作用に関する注意でまとめて読むと，その副作用についてどのように説明し，何をチェックしていけばよいのかがわかります。

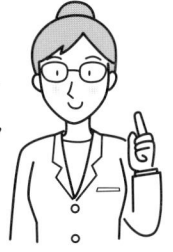

【相互作用（併用注意）】

薬剤名等	臨床症状・措置方法	機序・危険因子
ツボクラリン及びその類似作用物質 　ツボクラリン塩化物塩酸塩水和物	麻痺作用を増強することがあるので，手術前の患者に使用する場合には，本剤の一時休薬等の処置を行うこと。	利尿剤による血清カリウム値の低下により，これらの薬剤の神経・筋遮断作用が増強されると考えられている。
ジギタリス剤 　ジギトキシン 　ジゴキシン	ジギタリスの心臓に対する作用を増強するおそれがあるので，血清カリウム値及び血中ジギタリス濃度に注意すること。	利尿剤による血清カリウム値の低下により，多量のジギタリスが心筋 Na^+-K^+ ATPaseに結合し，心収縮力増強と不整脈が起こる。
糖質副腎皮質ホルモン剤 　ヒドロコルチゾン 　ACTH グリチルリチン製剤 　強力ネオミノファーゲンC 甘草含有製剤	過剰のカリウム放出により，低カリウム血症が発現するおそれがある。	共にカリウム排泄作用を有する。
カルバマゼピン	症候性低ナトリウム血症が発現するおそれがある。	ナトリウム排泄作用が増強され，低ナトリウム血症が起こる。
その他の強心剤 　塩酸コルホルシンダロパート	心室性期外収縮等の不整脈の発現を助長させるおそれがある。	本剤により電解質失調が引き起こされ，併用により不整脈が発現する可能性がある。

【副作用】（太字は重大な副作用）

- **心室性不整脈**（Torsades de pointes）：低カリウム血症を伴う心室性不整脈があらわれることがあるので，異常が認められた場合には投与を中止するなど適切な処置を行うこと。
- 代謝異常[注]（頻度不明）：低ナトリウム血症，低カリウム血症，低カルシウム血症

　　注）異常が認められた場合には減量・休薬等の適切な処置を行うこと。

【高齢者への投与】
　高齢者では低ナトリウム血症，低カリウム血症があらわれやすい。
【小児等への投与】
　乳児：乳児では電解質バランスがくずれやすいため，慎重に投与すること。
【過量投与】
　徴候，症状：電解質及び体液喪失により血圧低下，心電図異常，血栓症，急性腎不全，譫妄状態等を起こす可能性がある。

（ラシックス® 錠添付文書より）

　フロセミドの薬理作用は，腎尿細管全域におけるナトリウム，塩素の再吸収抑制作用に基づくものです。ですから，電解質異常（失調）は薬理作用による副作用となります。
　したがって，電解質異常（失調）は最も発現しやすい副作用で，電解質異常（失調）が引き起こす症状の発現は薬理作用に関連する副作用として，頻度の高い副作用となります。
　電解質異常（失調）に関する記述を集めてみることで，電解質異常（失調）（低ナトリウム血症，低カリウム血症）の結果現れる症状は，副作用の項から不整脈，過量投与の項から心電図異常であることがわかります。
　また，慎重投与や重要な基本的注意の項と関連づけることで，初めて使用する患者さんの何をチェックすればよいのか，どんな情報提供が必要か，すでにフロセミドを使用している患者さんの何をモニタリングすればよいのか，が系統的にまとめられます。

💡 フロセミドの電解質異常（失調）についてのモニタリング方針

・フロセミドを使用できない患者
　血清ナトリウム濃度やカリウム濃度が低くなるような疾病をもっている患者では電解質異常（失調）を起こしやすく，不整脈などを起こしやすいので使用できない。

- 低ナトリウム血症を起こす疾病
    甲状腺機能低下症，グルココルチコイド欠乏症，抗利尿ホルモン分泌異常症候群（SIADH）
    うっ血性心不全，肝硬変，ネフローゼ症候群
    （以上は血液量増加を伴う低ナトリウム血症）
- 低カリウム血症を起こす疾病
    クッシング症候群，リドル症候群，バーター症候群，ファンコニー症候群

・フロセミドの使用に注意が必要な患者と情報提供

　下痢，嘔吐のある患者，減塩療法中の患者，高齢者，乳児，長期に連用している患者では，使用に注意が必要である。

　使用中に風邪を引いて，下痢，嘔吐が現れるような場合にも電解質異常（失調）が発現する可能性があるので，あらかじめ情報提供しておく。

　カリウム，ナトリウム排泄作用をもつ薬剤を使用中の患者では，低カリウム血症，低ナトリウム血症が発現しやすい。

　以上のような患者への対処法として，初期の投与量を少なくして様子を見ながら増量する，長期連用では，血液検査が行われているかチェックするなどが考えられる。また，電解質異常（失調）が発現しやすい患者には，低ナトリウム血症，低カリウム血症の症状を伝え，患者自身がチェックできるようにする。

- 低ナトリウム血症の症状
    軽度の低下では，虚脱感や疲労感，さらに低下すると精神錯乱，頭痛，悪心，食欲不振が現れる。
- 低カリウム血症の症状
    軽く低下している程度では，症状は発現しない。そのため定期的な検査は重要である。激しく低下すると，筋力低下や痙攣，不整脈を起こす。

Ⅱ　医薬品の副作用情報の検索と提供

低カリウム血症で作用が増強されるような薬物を併用中の患者では，併用薬による副作用への注意が必要である．

③ **医薬品医療機器情報提供ホームページから見る添付文書**

医薬品医療機器情報提供ホームページでは，個々の医薬品の添付文書情報から医薬品医療機器情報提供ホームページ内に掲載されている関連する安全性情報（副作用情報）をすべて見ることができます［医薬品関連情報：添付文書情報（医療用医薬品）］．

個々の医薬品のページでは，下部のスクロール画面に右から「改訂指示反映履歴」「重篤副作用疾患別対応マニュアル」「副作用関連情報」が示されます（図9，10）．ただし，これらのうち「改訂指示反映履歴」「重篤副作用疾患別対応マニュアル」は該当する情報がない場合には表示されません．

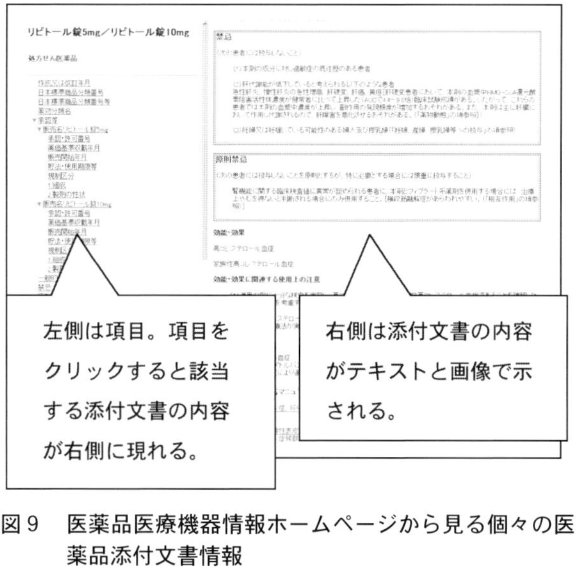

図9　医薬品医療機器情報ホームページから見る個々の医薬品添付文書情報
　左側は添付文書の項目，右側は記載内容で，左右の表示は連動している．

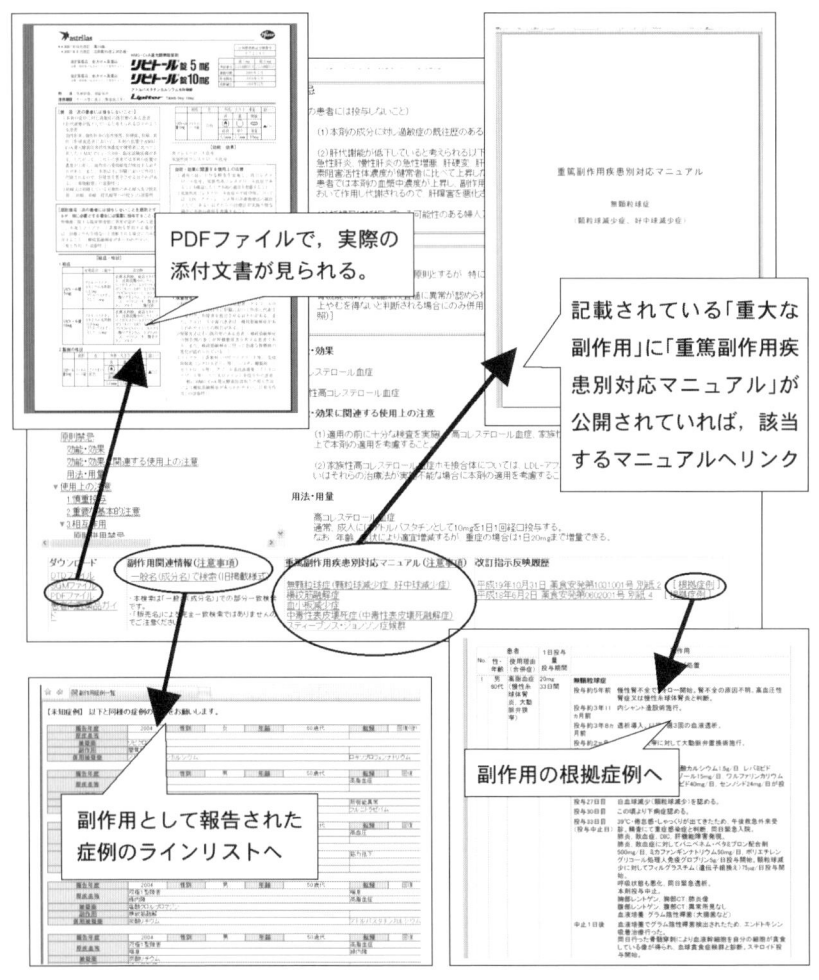

図10 個々の医薬品の添付文書から得られる各種の情報
添付文書の下の欄から、さまざまな副作用情報にリンクしている。

（吹き出し）
- PDFファイルで、実際の添付文書が見られる。
- 記載されている「重大な副作用」に「重篤副作用疾患別対応マニュアル」が公開されていれば、該当するマニュアルへリンク
- 副作用として報告された症例のラインリストへ
- 副作用の根拠症例へ

「改訂指示反映履歴」からは、厚生労働省が添付文書改訂を指示した年月日と改訂内容、そして、医薬品・医療機器等安全性情報に根拠症例が掲載された場合は、その症例が見られます。その医薬品の「重大な副作用」に該当するマニュアルがある場合には、それぞれの「重篤副作用疾患別対応マニュアル」にリンク

されています。「重篤副作用疾患別対応マニュアル」は，重大な副作用の初期症状や機序などを確認するには良い資料です。また，「初期症状，早期発見・早期対応のポイント」からは患者さんへの情報提供のヒントが見つけられます。

「副作用関連情報」では，副作用として報告された症例のラインリストが見られます。添付文書に記載されていない「未知の副作用」が発現しているのではないかと疑われるような場合は，同様の副作用報告がないか確認してみる，という使い方ができます。

ただし，「副作用が疑われる症例」は，あくまで報告されたものを公開したという情報であり，同様の症例の集積などによって初めて因果関係が検討されることになります。類似の報告があったからといって，すぐに因果関係あり，という結論にはなりません。これは「副作用が疑われる症例」を読むときの注意点です。

もうひとつの注意点は，掲載されている情報が過去のものなので，最新の情報ではない点です。「副作用が疑われる症例」にないからといって，報告されていないとは限りません。

④ 添付文書の改訂が予想できる「医薬品安全性情報（海外規制機関）」

国立医薬品食品衛生研究所のホームページから，海外の主な規制機関，国際機関などから出された医薬品に関わる重要な安全性情報を和訳した情報が，「医薬品安全性情報」として公開されています（国立医薬品食品衛生研究所 HOME http://www.nihs.go.jp/index-j.html→医薬品・医療機器関連情報→NIHS医薬品安全性情報→海外公的機関医薬品安全性情報）（図 11）。

安全性情報の世界は，私たちが考えているよりずっとグローバル化が進んでいます。米国 FDA（Food and Drug Administration：食品医薬品局）や欧州医薬品庁の添付文書改訂命令や勧告をもとに国内の添付文書が改訂されることもしばしばあります。ほとんどの場合，海外での改訂の方が先行していますから，この情報に目を通しておくと，近いうちに添付文書改訂があることが予測できるだけでなく，その理由が理解できます。

図11 国立医薬品食品衛生研究所のホームページより得られる「医薬品安全性情報」

　海外の主な規制機関，国際機関などから出された医薬品に関わる重要な安全性情報を和訳した情報が，「医薬品安全性情報」として公開されている。

ピロキシカムの添付文書改訂の例

　以前より欧州医薬品庁では，ピロキシカムのリスクとベネフィットのバランスについて調査をしており，2007年6月25日にピロキシカム製剤から急性疾患への適応を削除するなどの使用制限を勧告しました。それを受けた形で2008年4月に国内製品の添付文書が改訂されました。

医薬品安全性情報 Vol.5 No.14（2007年7月12日発行）
　欧州医薬品庁が欧州医薬品委員会の見解に基づき，ピロキシカムを胃腸障害および重篤な皮膚反応のリスクのため使用制限を勧告
医薬品安全性情報 Vol.5 No.17（2007年8月23日発行）
　英MHRAが，ピロキシカムを消化管および皮膚の副作用のため，変形性関節症，関節リウマチ，強直性脊椎炎の第2選択薬として専門医による処方に制限

⇩

2008年4月
　国内ピロキシカム，アンピロキシカム製剤で，欧州医薬品庁の勧告を受けた「効能・効果削除」「用法・用量一部変更」が承認され，添付文書が改訂された。

（2）臨床試験データの読み方－審査報告書および申請資料概要－

　審査報告書は，医薬品を承認するための審査経過や評価結果などをまとめた情報です。また，申請資料とは，製薬会社が医薬品の承認のための試験結果をまとめたものです。双方とも医薬品医療機器情報提供ホームページから閲覧が可能です（医薬品関連情報：承認情報［新薬の承認審査に関する情報］）。

① 審議結果・審査結果報告書

　新医薬品は，まず医薬品医療機器総合機構で審査が行われ，その後，厚生労働省において専門委員の審議などを経て承認されます。承認に際しては，厚生労働省は審議結果報告書を，医薬品医療機器総合機構では審査結果報告書を作成します。審査結果報告書には安全性について副作用の機序や頻度，重篤度などについて検討された経緯が記載されています。

💡 ゲフィチニブの間質性肺炎の例

　多くの間質性肺炎が報告されたゲフィチニブ（イレッサ®錠250）の審査報告書には，国内臨床試験で報告された間質性肺炎3例について検討された経緯が記載されています。

　申請者である製薬会社側は，3例の間質性肺炎は治療期間中に発現していることからゲフィチニブとの因果関係は否定できないが，剖検結果からは癌性リンパ管症や癌性胸膜炎などの病勢の進行による所見があることなどから，ゲフィチニブが間質性肺炎を誘導する可能性は低いと主張しています。

　それに反して，審査側である機構は，癌性リンパ管症の分布と関係なく浮腫やリンパ球浸潤といった間質性肺炎の所見が示されていることなどを理由に，間質性肺炎の発症にゲフィチニブが関与している可能性は否定できないとしました。機構のこの考え方は，専門委員からも支持され，間質性肺炎は添付文書に「重大な副作用」として記載されることになり，さらに市販後も慎重な検証が必要であるとされた経緯が記載されています。

　このように，審査結果報告書は，承認されるまでにどのような副作用が問題とされたのか，特別な市販後調査が行われる理由は何なのかを知るよい資料です。

ゲフィチニブによる間質性肺炎は，発売後に多くの死者を出しました。もし，ゲフィチニブの治療に関わった薬剤師がこの情報を読んでおり，間質性肺炎の発症に「特別な注意」を向けていれば，あれほど多くの死者を出すことはなかったかもしれません。

情報がどこにあるか，どのように読むかを知ることによって，薬剤師のできることはきっと違ってくると思います。

② **申請資料概要**

申請資料概要は臨床試験だけでなく，非臨床試験，製剤の安定性試験などを含む膨大な資料です。副作用については，臨床試験成績をまとめた「臨床概要」に，「臨床的安全性の概要」として，まとめられています。しかし，この項目だけでもやはり量は膨大で，読むには時間が必要ですが，死亡例や患者さんの層別の分析などが記載されており，医療機関で採用薬を検討する際に参考にするなどの活用法が考えられます。

申請資料概要の「起源又は発見の経緯及び開発の経緯」の中にある「外国における使用状況等に関する資料」には，海外の添付文書の和訳が掲載されています。海外の添付文書の副作用の記載は，国内の副作用とは趣が異なり，服薬サポートを考えるうえで参考になる記述が見受けられます。

💡 **セレコキシブ（セレコックス® 錠）の肝機能障害の例**

セレコックス® 錠の申請資料概要には，米国の CELEBREX®（セレコキシブカプセル）の添付文書と EU の製品情報概要の和訳が紹介されています。

CELEBREX® 添付文書の PRECAUTIONS（使用上の注意）の「肝臓への影響」および Information for Patients（患者への情報提供）は以下のように和訳されています。

PRECAUTIONS「肝臓への影響」：

NSAIDs（非ステロイド性消炎鎮痛薬）服用患者の最高15％で，1種類以上の肝関連酵素のボーダーライン付近の上昇が起こる可能性があり，ALT と AST の顕著な増加（基準値の上限の約3倍以上）が NSAIDs の臨床試験を受けた患

者の約1％で報告されている。これらの検査異常値は，治療継続中に悪化する場合もあるし，そのまま続くことも，一過性で回復することもある。黄疸，致命的劇症肝炎，肝臓壊死，肝不全（死に至る場合もある）などの，稀に起こる重篤な肝臓事象がCELEBREXを含めてNSAIDsで報告されている。CELEBREXの比較臨床試験では，肝機能酵素のボーダーライン付近の上昇（正常値上限の1.2倍以上3倍未満）の発生率はCELEBREXで6％，プラセボで5％であり，CELEBREX服用患者の約0.2％，プラセボ服用患者の0.3％でALTとASTの顕著な増加が見られた。

　肝機能異常を示唆する症状または兆候が現れた患者，または肝機能検査で異常値を示した患者は，CELEBREX治療期間中に，より重度の肝臓の反応が現れないかを注意深く観察するべきである。肝臓病の発症に伴う臨床的な兆候や症状が現れたり，全身的な兆候の発現（例えば好酸球増多，発疹など）が起きた場合は，CELEBREXの服用を中止すべきである。

Information for Patients：

　患者は肝毒性の兆候と症状（例えば嘔気，疲労，嗜眠，搔痒，黄疸，右上腹部圧痛およびインフルエンザ様症状）を知らされるべきである。これらの症状がみられたら，患者は治療を中止し，ただちに内科的治療を受けるよう指示すること。

(セレコックス® 錠申請資料概要より　一部訳を変更)

　国内のセレコックス® 錠の添付文書には，肝機能障害に対する注意は，「禁忌」「慎重投与」「重要な基本的注意」「重大な副作用」「その他の副作用」に記載されています。すべてをまとめて読むと，注意すべき原則は米国と変わるものではありません。しかし，米国添付文書の記述はより具体的な記述となっています。

(3)「インタビューフォーム」,「使用上の注意解説」の読み方

「インタビューフォーム」は,医療用医薬品添付文書などの情報を補完する医薬品解説書として日本病院薬剤師会が記載要領を定めたもので,副作用に関する情報としては,以下が記載されています。

Ⅷ．安全性（使用上の注意等）に関する項目
1．警告内容とその理由
2．禁忌内容とその理由
3．効能・効果に関連する使用上の注意とその理由
4．用法・用量に関連する使用上の注意とその理由
5．慎重投与内容とその理由
6．重要な基本的注意とその理由及び処置方法
7．相互作用
8．副作用
 　（1）副作用の概要
 　　1）重大な副作用
 　　2）その他の副作用
 　（2）項目別副作用発現頻度及び臨床検査値異常一覧
 　（3）基礎疾患,合併症,重症度及び手術の有無等背景別の副作用発現頻度
 　（4）薬物アレルギーに対する注意及び試験法
9．高齢者への投与
10．妊婦,産婦,授乳婦等への投与
11．小児等への投与
12．臨床検査結果に及ぼす影響
13．過量投与
14．適用上及び薬剤交付時の注意（患者等に留意すべき必須事項等）
15．その他の注意
16．その他

「使用上の注意解説」は,新医薬品の最も基本的な安全対策として製造販売業者が作成する解説書で,「使用上の注意」についてわかりやすく解説したものです。したがって,記載項目は添付文書の「使用上の注意」の項目と同じです。医療機関などが新医薬品を初めて使用する前にMRが配布し,説明するための資料として位置づけられています。

「インタビューフォーム」と「使用上の注意解説」は,よく似ていますが,そ

れぞれに読むべきポイントが違います。

　まず,「インタビューフォーム」に記載された情報では,「項目別副作用発現頻度及び臨床検査値異常一覧」がポイントです。「使用上の注意解説」にも掲載されていますが,医薬品には使用上の注意の解説が作成されていないものがあること,「インタビューフォーム」の方が入手しやすいことから,「インタビューフォーム」の項目として紹介します。

　この一覧は,報告された副作用の種類と件数の一覧で,それぞれの副作用の発生頻度が計算されています。頻度の高い副作用は添付文書に記載されていますが,頻度の低い副作用でも,同じ副作用を訴える患者さんがいないというわけではありません。添付文書に記載されていない副作用の発現が疑われる場合は,まずこの一覧から臨床試験で報告されていない「未知の副作用」であるかどうかを確認します。添付文書に記載されていなくてもこの一覧の中にあれば,製薬会社が詳細な情報をもっている可能性があります。

　また,この一覧で,類似の副作用がどの程度細分化されて記載されているかも,注目すべき点です。たとえば腹痛と上腹部痛,右上腹部痛のような副作用がバラバラに統計されている場合に,最も頻度の高いものだけが添付文書に記載されることがあります。しかし,市販後の医療現場では,患者さんがそれらの症状を区別して訴えるわけではありませんから,「お腹が痛い」と訴える患者さんの発現頻度は,添付文書に記載された頻度より感覚的に高く感じられることがあります。

　一方,「使用上の注意解説」のポイントは,添付文書に記載された副作用の根拠となった症例が,詳細情報やラインリストで解説されていることがある点です。また,その時点で予測できる副作用の発症機序や用語の解説など,内容も多彩なので,ぜひ目を通しておきたい資料です。

💡 アレンドロン酸ナトリウム水和物(フォサマック® 錠)の服用方法の例

　アレンドロン酸ナトリウム水和物の「用法・用量に関連する使用上の注意」は,フォサマック® 錠の「使用上の注意解説(2001年8月版)」には以下のよう

に解説されています。

> （2）食道及び局所への副作用の可能性を低下させるため，速やかに胃内へと到達させることが重要である。服用に際しては，以下の事項に注意すること。
> 1）起床してすぐにコップ1杯の水（約180 mL）とともに服用すること。
>   解説：十分な治療効果を得るために，本剤のバイオアベイラビリティへの影響が一番低いと考えられる起床時に服用して下さい。また，胃内への到達を速やかに行い，食道に対する副作用発現の危険性を低下させるために，コップ1杯の水（約180 mL）とともに服用して下さい。
> 2）口腔咽頭部に潰瘍を生じる可能性があるため，本剤を噛んだり又は口中で溶かしたりしないこと。
>   解説：本剤は口腔咽頭部に対し刺激作用を示すおそれがあります。
> 3）本剤を服用後，少なくとも30分経ってからその日の最初の食事を摂り，食事を終えるまで横にならないこと。
>   解説：バイオアベイラビリティの低下を避け，十分な治療効果を得るためです。また，本剤と胃酸の混合物の逆流が原因と考えられている食道粘膜への副作用発現を避けるためです。
> 4）就寝時又は起床前に服用しないこと。
>   解説：就寝時または起床時に服用し臥床することで，本剤が食道に滞留することによる，あるいは本剤と胃酸の混合物の逆流が原因と考えられている食道粘膜への副作用発現を避けるためです。

　この解説の根拠となる食道障害については，「重大な副作用」の項で症例が示されています。症例を読むと解説の意味が具体的にわかります（表7）。

　この症例からは，服用後30分を経たあとに，食事を摂ってからではないと横臥してはいけないとされた理由が理解できます。「こんな症例があったので，そういう飲み方になっています」と説明すると，患者さんもこの薬の変わった服用方法が納得できます。

（4）使用上の注意改訂のお知らせ，医薬品・医療機器等安全性情報の読み方
① 使用上の注意改訂のお知らせ

　使用上の注意の改訂には，厚生労働省の指示によるもの，世界各国の添付文書の基準となる企業中核シート（CCDS）の変更によるもの，他国の規制機関（FDAなど）による勧告によるもの，その他自主改訂があります。お知らせ文書は，追記された副作用を機序別分類するうえで貴重な資料となります。「この副

表7 フォサマック®錠の副作用症例紹介（海外）

患者		1日投与量 投与期間	症状・経過及び処置
性・年齢	原疾患（合併症）		
女 73歳	骨粗鬆症	10*mg/日 3日	患者は胸痛と嚥下困難を訴えた。消化管障害の既往歴なし。本剤を起床時コップ1杯の水で服用し，30分間上体を起こした後朝食を摂るまで1時間横になっていた。服薬中止。内視鏡検査の結果，食道粘膜全体の重篤な潰瘍性食道炎と診断。軽度の胃炎と十二指腸炎も確認された。非経口栄養，H_2遮断剤静注及びモルヒネ投与にて治療。ほぼ回復した後，食道裂孔ヘルニアと横臥による逆流が見られたため，オメプラゾールとスクラルファートを投与した。 転帰：回復

*国内での承認用量は1日投与量5 mg（当時）

(de Groen PC, et al：N Engl J Med 335：1016-1021, 1996)

作用が追記されたのはどういう理由だったか？」「この副作用に関して患者さんにどのように注意すべきだろうか？」と思ったときには，まず該当するお知らせ文書を見るとよいでしょう。

「使用上の注意改訂のお知らせ」に掲載された症例やラインリストから傾向と機序を読み取り，患者さんの服薬サポートに役立つ情報へと加工し，提供することが薬剤師の役割です。そのために，再び機序別分類の表（Ⅰ章32ページ）を変換してみました（**表8**）。しかし，副作用の発症機序が解明されることはめったになく，この表も目安というにとどまります。

副作用は「出る」という情報提供だけでは患者さんをおびえさせるだけです。やはり，頻度や重篤度，自己チェックのポイントについて具体的な情報提供をしたいものです。そのためには，多くの「症例」を読み，ヒントを見つける訓練が必要です。ここで2つのくすりを例にとってみましょう。

表8　症例から予測できる副作用の機序

	特徴	機序
発現時期	直後（投与初日）〜1週間以内	薬理作用に関連する副作用 薬物過敏症による副作用
	長期連用	薬物毒性である可能性大
頻度	非常に低い	薬物過敏症による副作用
	低い	薬理作用に関連する副作用 薬物毒性
	高い	薬理作用に関連する副作用
重篤度	高い	薬物過敏症による副作用
	低い	薬理作用に関連する副作用 薬物毒性
投与量	関連なし	薬物過敏症による副作用
	投与量が増加するほど報告数増加	薬理作用に関連する副作用 薬物毒性
年齢	関連なし	薬物過敏症による副作用
	年齢が高くなるほど報告数増加	薬理作用に関連する副作用 薬物毒性
再現性	再投与後に速やかに再現	薬理作用に関連する副作用
	再投与後速やかに再現し，かつ症状が以前より悪化	薬物過敏症による副作用
	再投与後ある程度の時間をおいて再現	薬理作用に関連する副作用 薬物毒性
症状	発熱および種々のアレルギー反応あり	薬物過敏症による副作用
臨床検査値	急激な変動（悪化）。中止後速やかに改善	薬物過敏症による副作用 薬理作用に関連する副作用
	徐々に変動（悪化）。中止後の改善にも時間がかかる	薬物毒性
患者のリスク	あり	薬理作用に関連する副作用 薬物毒性
	なし	薬物過敏症による副作用
投与中止後の転帰	速やかに改善・回復	薬理作用に関連する副作用 薬物過敏症による副作用
	緩徐な改善・未回復	薬物毒性
DLST	陽性（高値）	薬物過敏症による副作用の疑い

DLST：drug lymphocyte stimulation test（薬剤によるリンパ球刺激試験）。陽性または高値の薬剤は，薬剤性肝障害の起因薬剤，薬剤性遅延型アレルギーの起因薬剤と疑われる。DLSTが陰性であっても，薬物過敏症による副作用が否定されるわけではない。

💡 ミグリトール（セイブル®錠）の肝機能障害

　セイブル®錠の 2007 年 10 月発行の「使用上の注意改訂のお知らせ」では，重大な副作用に「腸閉塞様の症状」と「肝機能障害・黄疸」が追記されました。このうち「腸閉塞様の症状」は，ミグリトールの投与によって大腸内に未消化の炭水化物が滞留し，腸内細菌によって分解・発酵することによるガスの発生が原因とみられることがわかっていますので，機序は薬理作用に関連する副作用と考えられます。

　一方，「肝機能障害・黄疸」については，製薬会社に問い合わせたところ，注意改訂のお知らせが出されるまでに，セイブル®錠には肝機能障害追記の根拠となる症例が 6 例の報告されていました。セイブル®錠は 2006 年 1 月に発売されていますので，1 年半ほどの間に 6 例報告されたことになります。使用している患者さんの母数が不明ですから頻度の計算はできませんが，頻度は高いとは言えません。

　使用上の注意改訂のお知らせには，2 例の肝機能障害の症例の詳細が記載されています。発現時期は，投与開始後 2 日目と 12 日目で非常に早い時期に現れています。重篤度は高く，2 例とも入院治療が必要でした。投与量は 2 例とも 150 mg/日で常用量です（ミグリトールは 225 mg/日まで増量できます）。

　症状として，心窩部痛，前胸部痛，嘔吐，蕁麻疹，全身倦怠感，全身掻痒感，黄疸が発現しています。AST（GOT），ALT（GPT）などの臨床検査値は短期間に急上昇していますが，投与中止後の改善は早く，それぞれ 17 日，19 日後にはかなりの改善が見られていました。DLST は 1 例が陰性，1 例が陽性でした。

　これらの症例は，発現時期が非常に早いこと，重篤度が高いこと，臨床検査値の悪化が急激であること，投与中止後の改善が速やかであることから，アレルギー性の副作用である可能性が非常に高いと推測できます。したがって，発現頻度は非常に低いものの，セイブル®錠を処方された患者さんには，初回投与時から肝機能障害について注意喚起が必要になります。しかし，服用後半年を過ぎる頃には，アレルギー性の肝機能障害はほとんど発現しなくなるので，副作用のモニタリングの重点は主に薬物毒性による副作用へと移行できます。

💡 フェニトイン（アレビアチン®錠・散・注，複合アレビアチン®錠）による小脳萎縮

アレビアチン®錠・散・注，複合アレビアチン®錠の2005年11月発行の「使用上の注意改訂のお知らせ」では，重大な副作用に「小脳萎縮」が追記されています。

医薬品・医療機器等安全性情報 No.220（2005年12月）によれば，販売開始後（約65年間）の小脳萎縮報告数は11例ですから，頻度は低いものです。

「使用上の注意改訂のお知らせ」には，フェニトインの持続した血中濃度上昇が小脳萎縮を起こすことが示唆されていると解説されています。では，実際，どのくらい持続したら萎縮が現れるのでしょうか？

お知らせには症例が2例紹介されており，1例は300 mg/日を約23年間（12年前のMRI検査では萎縮は見られていない），もう1例は300 mg/日を約50年間服用しています。このように，長期投与で発現し，不可逆的な副作用は明らかな薬物毒性です。運動失調などの症状が出てからでは遅いので，モニタリングの方針としては，定期的な検査となります。

② 医薬品・医療機器等安全性情報

医薬品・医療機器等安全性情報は，厚生労働省において収集された副作用情報をもとに原則月1回発行される，医薬品や医療機器の安全性情報をまとめた資料です。

医薬品については，毎月改訂される「使用上の注意」が紹介されます。使用上の注意改訂情報は，「重要な副作用等に関する情報」と「使用上の注意改訂について」の2種に分かれています。「使用上の注意改訂について」は，改訂内容の紹介ですが，「重要な副作用等に関する情報」では，改訂内容とともに症例の概要が示されます。改訂の根拠となった症例は，製薬会社が発行する「使用上の注意改訂のお知らせ」に掲載された症例の再掲となりますが，すでに「医薬品医療機器情報提供ホームページから見る添付文書」（61ページ）でご紹介したように，この症例は，医薬品医療機器総合機構の添付文書とリンクしています。

しかし，「重要な副作用等に関する情報」で入手できる重要な情報は，実は症

例の概要ではなく，副作用の発現頻度に関する情報です。「参考」として，何年間に何例の報告があったか，およその年間使用者数はどのくらいか，などが記載されています。数字から頻度を割り出すというより，発売後2年間で10例の報告があった副作用と，10年間で2例しか報告のない副作用では，頻度が違うことが感覚的につかめる情報となります。

また，医薬品・医療機器等安全性情報では，副作用情報の解説も掲載されることがあります。厚生労働省が独自にまとめた安全性情報に関する情報もあり，製薬会社からは入手できない情報も掲載されることがあります。

💡 医薬品・医療機器等安全性情報を読む

医薬品・医療機器等安全性情報 No.245（表9）を実例に，内容と「読み方」を紹介してみます。

「1．インターフェロン製剤によるウイルス性肝炎治療にあたって」は，インターフェロン製剤によるウイルス性肝炎治療に医療費助成が開始されるにあたって，特に副作用に関して改めて注意を促すために，該当する製品の副作用の種類や発現状況などについてとりまとめたものです。インターフェロン製剤の副作用の再確認といった位置づけです。

表9　医薬品・医療機器等安全情報　No.245の例

年月日	No.	目次
平成20年3月27日	245	1．インターフェロン製剤によるウイルス性肝炎治療にあたって 2．非麦角系ドパミンアゴニストによる突発的睡眠等について （自動車の運転等をさせないことの患者説明の徹底） 3．重要な副作用等に関する情報 【1】シクロホスファミド（経口剤），シクロホスファミド（注射剤） 4．使用上の注意の改訂について（その195） ニコランジル（経口剤）他（1件） 5．市販直後調査の対象品目一覧

「2．非麦角系ドパミンアゴニストによる突発的睡眠等について」は，非麦角系ドパミンアゴニスト服用中に自動車を運転し，突発的睡眠などにより自動車事故を起こした症例が報告されていることから，これらを服用中には自動車の運転など危険を伴う作業に従事しないよう，患者さんへの説明をさらに徹底するための安全対策を紹介したものです。

使用上の注意改訂に至るまでの「経緯」，「副作用の報告状況」，「安全対策」が解説されています。「副作用の報告状況」では副作用全体について発生状況の傾向が分析されていますから，このような情報を実際に患者さんに示して，なぜ自動車の運転について注意喚起を行っているのかを伝えると，患者さんも納得するのではないでしょうか。

たとえば，パーキンソン病の患者さんであっても，生活上の必要性から自動車を運転している方は少なくありません。そういった患者さんに「危険だから自動車の運転をしてはいけない」と伝えるだけではなかなか聞いてもらえないものです。どのような状況で事故が起こっているのか，という具体的な情報を提供することによって，危険が身近なものとして感じられます。

「3．重要な副作用等に関する情報」では，シクロホスファミドの重大な副作用に肝機能障害，急性腎不全，心タンポナーデおよび心膜炎が追記された使用上の注意改訂情報が取り上げられています。そこには参考として以下の内容が示され，これは発現頻度の目安になります。発現頻度は副作用の発症機序を考えるときのひとつの要素となります。

〈参考〉直近約3年間（平成16年4月1日〜平成19年12月1日）の副作用報告
　　　（因果関係が否定できないもの）の件数
・急性腎不全：3例（うち死亡0例）[注射剤：2例，不明：1例]
・心タンポナーデ，心膜炎，心囊液貯留：2例（うち死亡0例）
　関係企業が推計したおおよその年間使用者数：経口剤について約1万2000人。注射剤について約6万6000人（平成19年2月〜平成20年1月）
　販売開始：経口剤について平成4年10月。注射剤について昭和37年

(5) 文献情報の読み方

　文献の読み方には2種類あります。ケーススタディとしての副作用報告を抽出して読むことと，副作用から医薬品を俯瞰する読み方です。

　たとえば，Aという成分の医薬品を服用中の患者さんに「高尿酸血症」が現れたとします。薬剤との因果関係が否定できないときには，Aという成分名と「高尿酸血症」という副作用をand検索し，今までに副作用報告があるかどうかを調査します。該当する文献が見つかれば，「どのような経緯で発現したか」「どのような症状が出たか」「どのように対処したら改善したか」または「対処しなかったらどうなったか」といった情報を読み取ります。

　しかし，個別の成分の文献調査が常に成功するとは限りません。その場合は，副作用として「高尿酸血症」を発現する薬物にはどのようなものがあるか，副作用と「高尿酸血症」をand検索してみます。

　類薬での報告や「高尿酸血症」を発現する医薬品についての総論が抽出できれば，それを基に機序を推定し，Aという成分で起こりうるかを考えることができます。

　個々のデータベースに関する検索方法などは，別途専門の書籍を参考にしていただければ良いと思いますが，文献検索の機会が少ない方には，なるべく検索用語が例示されるデータベースを主体に使用することをおすすめします。

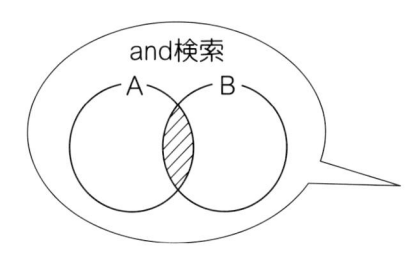

and検索

斜線部はAとBのキーワードが両方含まれる情報。
たとえば，成分Aと副作用Bについてand検索を行うと，抽出された情報の中には「成分Aで副作用Bを発現した」という情報が含まれている可能性がある。

4．副作用情報を利用した服薬サポート

（1）副作用の情報提供

　採用医薬品に使用上の注意改訂があった場合は，次回から新たな副作用などについて患者さんに対して説明しなければなりません。タイムラグの少ないレセコンであれば，わずかな時差で薬剤情報提供書の内容が変わります。

　しかし，薬剤師自身が「なぜ改訂があったか？」を知らずに話しても，患者さんにうまく伝わるとは思えません。ましてや，その副作用に思い当たる節がある，などという深刻な患者さんが現れたとき，増悪防止や副作用の重篤化防止のために何をすればよいのかがわからなくては，薬剤師が何のために情報提供しているのかわかりません。

　副作用情報は，いろいろなルートを通って，私たちのところに届けられます。その情報をどのように活かすかを提案してみたいと思います。

💡 睡眠導入剤，睡眠障害改善薬のもうろう状態，睡眠随伴症状への注意

　2007年6月，7月に厚生労働省の指示により，睡眠導入剤，睡眠障害改善薬に対して，もうろう状態，睡眠随伴症状への注意喚起が記載されました。

　この改訂のスケジュールを副作用情報として追うと以下のようになっていました。

2007/03/14　米国FDAが睡眠障害治療薬全製品のラベリング改訂を要請
　　http://www.fda.gov/bbs/topics/NEWS/2007/NEW01587.html

2007/04/05　医薬品安全性情報 Vol.5 No.7 発行
　　　FDAは睡眠障害治療薬全製品のラベリング改訂を要請：睡眠状態での異常行動など

　上記のタイトルで，FDAが催眠鎮静薬のラベリングに，①アナフィラキシーおよび血管浮腫が初回服用時から発現するおそれがあること，②睡眠運転，睡眠中の電話・料理・食事などの異常行動を起こすことがあること，の2点について，より強い表現で注意を記載するよう製薬会社に要請したことが掲載されている。

2007/06/01　使用上の注意改訂の指示
　ゾピクロン，酒石酸ゾルピデム，トリアゾラムについて，もうろう状態，睡眠随伴症状への注意喚起追記を指示
［6月中にそれぞれの医薬品の使用上の注意改訂のお知らせが配布される］

2007/07/06　使用上の注意改訂の指示
　アモバルビタール，バルビタール，フェノバルビタール（経口剤），ブロムワレリル尿素，ペントバルビタールカルシウム，抱水クロラール（経口剤），エスタゾラム，ニトラゼパム，ニメタゼパム，ハロキサゾラム，塩酸フルラゼパム，ロルメタゼパム，クアゼパム，フルニトラゼパム（経口剤），ブロチゾラム，塩酸リルマザホンについて睡眠随伴症状が現れた場合に服用させないことなどの追記を指示
［7月中にそれぞれの医薬品の使用上の注意改訂のお知らせが配布される］

　FDAのホームページを日常的にチェックすることは不可能でも，国立医薬品食品衛生研究所の医薬品安全性情報をチェックするのは可能かもしれません。上記の例では，医薬品安全性情報の発行から3カ月後には国内でも睡眠中の異常行動に関する添付文書改訂の整備が終わっています。その時点で私たちは，「使用上の注意改訂のお知らせ」が入手できます。

　では，「使用上の注意改訂のお知らせ」からどのような情報が得られ，患者さんの服薬サポートに役に立つ情報へと加工できるのでしょうか。

　まず，「使用上の注意改訂のお知らせ」に掲載された添付文書の改訂と症例の概要を簡単にまとめてみましょう。

【主な添付文書改訂の概要】

・ゾピクロン，酒石酸ゾルピデム，トリアゾラム
　［警告］
　服用後に，もうろう状態や睡眠随伴症状が現れることへの警告。
　［重大な副作用］
　すでに記載されている「一過性前向性健忘，もうろう状態」に十分な覚醒をしないまま車の運転，食事などを行い，その記憶がないといった症状が

現れた場合には投与を中止するよう注意喚起することを追記。
- 酒石酸ゾルピデム，トリアゾラム
  ［用法・用量に関連する使用上の注意］
  もうろう状態，睡眠随伴症状（夢遊症状など）は用量依存的に現れるので，投与は少量から開始すること。
- バルビタール，エスタゾラム，クアゼパムなど
  ［用法・用量に関連する使用上の注意］
  就寝の直前に服用させること。また，服用して就寝した後，睡眠途中において一時的に起床して仕事などをする可能性があるときは服用させないようにすること。

【症例の概要】
- ゾピクロン

1	年齢	70代	性別	女性	投与量	7.5 mg	投与期間	約5カ月
	本剤を服用すると悪夢，知らない間に食事をすることがあり，約1年1カ月後には本剤を服用すると必ず症状が出るようになった。服薬中止すると症状はでないことから，本剤は処方中止となった。							
2	年齢	80代	性別	男性	投与量	7.5 mg	投与期間	1日間
	本剤を服用したところ，もうろうとして，失禁後に濡れた下着を脱いだことなどの記憶がない。							

- 酒石酸ゾルピデム

1	年齢	60代	性別	女性	投与量	10 mg	投与期間	1日間
	本剤服用後に来客があり，接待中に「酒を飲め」「谷底に落ちる」など言動がおかしいことに夫が気づき，入院。ブロチゾラム，トリアゾラム，クアゼパムでは異常なし。							
2	年齢	60代	性別	女性	投与量	10 mg	投与期間	139日間
	朝起きてみたら冷蔵庫に入っているはずのダンゴが食べてあったが，本人に食べた記憶がない。他剤へ変更したところ異常はでなかった。							

・エスタゾラム

1	年齢	70代	性別	女性	投与量	1 mg	投与期間	1日間
	投与開始した翌朝，朝食をとっているにもかかわらず，とっていないと患者が訴えた。本剤を 0.5 mg に減量したところ症状はでなかった。							

・クアゼパム

1	年齢	70代	性別	女性	投与量	15 mg	投与期間	34日間
	投与 25 日目に眠気が強く幻視を訴える。投与 33 日目には尿失禁が見られ，食事もとれなくなったため，医師が薬物によるせん妄を疑い，投与中止。中止後 7 日目にはせん妄などは消失した。							
2	年齢	70代	性別	男性	投与量	15 mg	投与期間	6日間
	投与 2 日目に健忘症状，易怒性，食欲低下，見当識障害，意欲低下，軽度傾眠傾向出現。本剤投与中止で回復。6 カ月前に服用した際にも同様の症状が出現していた。							

・ブロチゾラム

1	年齢	60代	性別	男性	投与量	0.25 mg	投与期間	1日間
	10 時に本剤服用後に就寝したところ，午前 3 時前に起きだして車で国道を走り，電柱に衝突し車は大破したが，その時のことを全く覚えていない。							

　睡眠導入剤，睡眠障害改善薬によるもうろう状態，睡眠随伴症状は，その症状から薬理作用に関連する副作用であることがわかります。用量依存性に現れるとされていることも，薬理作用に関連する副作用の特徴です。

　次に，機序別分類を意識しつつ，使用上の注意改訂の全体像から，もうろう状態，睡眠随伴症状に関する服薬サポートの要点をまとめてみます。

【睡眠導入剤，睡眠障害改善薬によるもうろう状態，睡眠随伴症状に対する服薬サポートの方針】
・睡眠導入剤，睡眠障害改善薬によるもうろう状態，睡眠随伴症状は，薬理作用に関連する副作用なので，初回の服用から現れることがある。本人および家族に症状の具体例をあげ，注意を喚起する。

- 薬理作用に関連する副作用は，減量，中止によって改善する。また，可逆性の副作用であるから，決して患者がおかしくなったわけではないことを説明する。
- 薬理作用に関連する副作用であれば，増量時に発現する可能性がある。また，高齢者や血中濃度が上昇しやすいリスク（肝機能障害，腎機能障害，心不全，脱水など）をもつ患者に発現しやすいのでチェックする。
- 重大な結果を招くのは「車の運転による事故」である。家族の協力を得て，車の鍵を管理してもらうなど，予防策をとる。

(2)「副作用かな？」と思ったら

　患者さんから副作用が疑われる症状を訴えられたとき，まず考えるのは，それが本当に薬物によるものか否かです。

　患者さんの訴える症状は，副作用かどうか大変不確実なものです。また，薬局の薬剤師は臨床検査値などが入手できない状況で考えなくてはならないことが多いのですが，副作用である可能性があり，重篤化する可能性があれば，副作用防止のために薬剤師としてできることをしなくてはなりません。

　副作用が疑われる場合は，患者さんの訴えを整理し，順序立てて情報を収集していくことで，ある程度は解決していくことができます。

① 副作用が疑われる症状の情報収集

　患者さんが副作用が疑われる症状を訴えたとき，患者さんから情報を得るための6つの質問を提案します。これは，医師が診断のときに患者さんから疾病の症状を問診するときに使う質問を改変したものです。したがって，これらの情報を得ておくと，疑義照会した際に医師は迅速に診断することができます。疑義照会は，本来，専門家同士の話し合いです。情報と技術を共有することで，患者さんの副作用を確実に防止できるのではないかと思います。また，これらの質問で得られた情報は，副作用の発症機序を考えるうえでも重要になります。

> 1．症状がいつから発現したか（薬の服用期間はどのくらいか）
> 2．その症状のみられる部位はどこか
> 3．その症状の強さや程度
> 4．症状の性質（服用後どのくらいで現れるか，持続時間）
> 5．その症状と同時に生じる症状（随伴症状）
> 6．悪化もしくは寛解因子は何か
>   その症状を悪化させるような因子
>   その症状を軽減するような因子

1の質問から得られた情報は，薬剤服用歴からも裏づけをとります。服用開始から比較的早い時期であれば，薬理作用に関連する副作用や薬物過敏症による副作用が疑われます。

4の質問の場合，薬物過敏症による副作用では，服用のたびに症状の発現が早くなり，かつ重症化するという特徴があります。これは間欠投与でも同様の傾向が見られます。薬理作用に関連する副作用や中毒性の副作用では，血中濃度の上昇，すなわちT_{max}（最高血中濃度到達時間）が症状発現の時間帯となる可能性があり，血中濃度の低下とともに症状が消失する可能性がありますから，$t_{1/2}$（血中濃度半減期）は症状消失の目安になります。

5の質問は，患者さんのバイアス（先入観）を排除できるよう，聞き取る必要のある質問です。あらかじめ副作用について情報提供を受けている患者さんには，情報にバイアスがかかっていることが多く，注意が必要です。副作用には，ある程度，特徴的な症状の組み合わせがあります。しかし，初期症状の羅列だけ情報提供されている患者さんでは，全く違う副作用の症状を組み合わせて「副作用ではないか？」と訴えるからです。

6の質問の回答は，「呼吸が苦しいのは横になったときで，起き上がると楽になる」，「服用後の頭痛は鎮痛剤で効果がある（ない）」といった情報で，患者さんの身体に何が起こっているかを考えるうえで重要な情報となります。また，

疑った副作用を肯定（補強）する情報と，疑った副作用を否定する情報の両方の情報を収集することが大切です。患者さんも薬剤師も「副作用かもしれない」と思ったとたんに冷静さを失うからです。

② 因果関係を考える

　副作用が疑われる症状について収集した情報については，次に本当にその症状と薬物との間に因果関係があるか否かを考えなければなりません。因果関係を判断するアルゴリズムのひとつとして Naranjo probability scale（Naranjo 有害事象因果関係判定スケール）がありますので紹介します（**表10**）。

　1 については，まず添付文書，次にインタビューフォームなどを調査します。市販後の報告については，医薬品医療機器情報提供ホームページの「副作用が疑われる症例報告に関する情報」や文献検索で報告の有無を確認します。もちろん，製薬会社にも問い合わせをします。既知の副作用といっても，添付文書に記載された副作用だけが対象ではないことに注意が必要です。

　また，このスケールの 4 や 9 の答えを得るためには，患者さんの過去の副作用歴を調べる必要があります。薬剤服用歴は時系列に記載される記録ですが，副作用歴が薬剤服用歴（おそらく表紙の近く）に別途まとめて記載されていないと，過去のデータを見つけることは大変困難でしょう。

③ 症状の増悪防止，副作用の重篤化を防止する

　症状の増悪防止，副作用の重篤化を防止するために私たちができることは，副作用が疑われる症状と薬物との因果関係をより明確にするために，さらに情報を収集することです。

　まず，臨床検査値などの客観的な事実の収集です。これは，医師に直接疑義照会をしてもよいと思いますし，最近では患者さんが医師から情報提供を受けていることも多く，患者さんから直接情報を入手することも可能になってきました。

　また，Naranjo 有害事象因果関係判定アルゴリズムの 4 および 8 は服用の中止，休薬，代替薬への変更などを医師に提案することで確認できます。ただし，薬物過敏症による副作用が疑われる場合には 4 の再投与は厳禁です。

表10 Naranjo 有害事象因果関係判定スケール

Naranjo Algorithm for ADR Causality Assessment (Naranjo 有害事象因果関係判定アルゴリズム)	YES	NO	Don't Know
1. Are there previous conclusive reports on this reaction ? その事象は過去に確定された(既知の副作用として)報告があるか？	+1	0	0
2. Did the adverse event appear after the suspected drug was administered ? 有害事象は被疑薬を服用後に現れたか？	+2	−1	0
3. Did the adverse reaction improve when the drug was discontinued, or a specific antagonist was administered ? 有害事象は被疑薬の投与中止または被疑薬の特異的拮抗薬の投与で改善したか？	+1	0	0
4. Did the adverse reaction reappear when the drug was re-administered ? 有害事象は被疑薬を再投与したとき再発したか？	+2	−1	0
5. Are there alternative causes (other than the drug) that could on their own have caused the reaction ? 事象の原因となりうる薬物以外の他の原因があるか？	−1	+2	0
6. Did the reaction appear when a placebo was given ? プラセボを投与したとき，その事象は現れるか？	−1	+1	0
7. Was the drug detected in the blood (or other fluids) in concentrations known to be toxic ? その薬物は，中毒域濃度で血中（または他の体液中）に検出されるか？	+1	0	0
8. Was the reaction more severe when the dose increased, or less severe when dose was decreased ? その事象は増量したとき悪化し，減量したとき軽減するか？	+1	0	0
9. Did the patient have a similar reaction to the same or similar drug in any previous exposure ? 患者は，以前に同じ薬物もしくは同類の薬物の使用で同様の事象を経験しているか？	+1	0	0
10. Was the adverse event confirmed by any objective evidence ? 有害事象は客観的な根拠で裏づけられたか？	+1	0	0
Total score 合計			

判定：＞9　ほぼ確実に副作用　　　＞5〜8　たぶん副作用
　　　＞1〜4　副作用の可能性あり　0＝副作用かどうか疑わしい
参考) Naranjo CA, et al：Clinical Pharmacol Ther. 30：239-245, 1981

次に，発症機序の推定です。得られた情報から発症機序を分析し，推定します。このとき重要なことは，機序を証明する必要はないということです。患者さんの不安を払拭し，症状を消失させるためには，とりあえず対処法が提案できればよいということです。

　また，私たちが常に頭に置いておかなくてはならないことは，必要な治療は続行されなければならないということです。症状軽減のための対処法や代替薬の提案など，十分にプランを練ってから医師へ疑義照会する必要があります。

💡 エゼチミブ（ゼチーア® 錠）による便の異常の例

　プラバスタチンナトリウムで背部のしびれを経験したAさんにゼチーア®錠（エゼチミブ）が処方されました。服用後1カ月ほど経た面接時に「どうも便が黒っぽい」という訴えがありました。

　Aさんは降圧薬，胃炎・胃潰瘍治療剤，マイナートランキライザーを何年も服用していますが，今までにこのような症状を訴えたことはありません。胃炎・胃潰瘍治療剤は，薬物による胃の荒れを寛緩するために服用しています。

　早速，Aさんから詳しい情報を収集してみました。

1. 症状がいつから発現したか→服用後1カ月以内。気づく以前から変色はあったのかもしれないがわからない。
2. その症状のみられる部位はどこか→便（腸内？）
3. その症状の強さや程度→軽度。便の硬さなどに変化はなく，タール便ではない。
4. 症状の性質→気づいた後に確認した限りでは最近ずっと便が黒っぽい。
5. その症状と同時に生じる症状（随伴症状）→胃腸の痛み，吐き気，倦怠感，発熱，皮膚のかゆみなど確認するも随伴症状はない。
6. 悪化もしくは寛解因子は何か→わからない。

　Aさんには，調べて電話することを伝え，一旦帰宅してもらいました。次に因果関係を考えるために医薬品情報を調査しました。Naranjo有害事象因果関

II 医薬品の副作用情報の検索と提供

表11 エゼチミブ(ゼチーア®錠)のNaranjo有害事象因果関係アルゴリズムによる判定

Naranjo有害事象因果関係判定アルゴリズム	点数
1．その事象は過去に確定された(既知の副作用として)報告があるか？ →国内添付文書，海外添付文書に便の変色の記載はない。臨床試験中の副作用の集計に血便が1件報告されている。「エゼチミブ and 変色便」の文献検索で情報なし。製薬会社へ問い合わせたところ，3例4件の変色便の報告あった。1例は緑色便，胆汁色の便を排泄した。2例は白色便。	+1
2．有害事象は被疑薬を服用後に現れたか？ →はい	+2
3．有害事象は被疑薬の投与中止または被疑薬の特異的拮抗薬の投与で改善したか？→不明	0
4．有害事象は被疑薬を再投与したとき再発したか？→不明	0
5．事象の原因となりうる薬物以外の他の原因があるか？ →いいえ。もしくは不明(食生活の変化などはない)	2 or 0
6．プラセボを投与したとき，その事象は現れるか？→不明	0
7．その薬物は，中毒域濃度で血中(または他の体液中)に検出されるか？→不明	0
8．その事象は増量したとき悪化し，減量したとき軽減するか？→不明	0
9．患者は，以前に同じ薬物もしくは同類の薬物の使用で同様の事象を経験しているか？→いいえ	0
10．有害事象は客観的な根拠で裏づけられたか？→いいえ	0
合計	3 or 5

係判定アルゴリズム(**表11**)では，3または5点となり，可能性はあるが，そう高くないという結果でした。

最後に文献データベース iyaku Search から「変色便 and 総説(総論のこと)」で変色便の機序を確認しました。その結果，バリウム，アルミニウム，鉄，銅，ビスマスなどが含まれる薬物に化学反応の結果，便の変色が起こることが報告されていました。また，抗菌薬やNSAIDs，血液凝固阻止剤で消化管出血の増悪による黒色便・タール便が報告されています。エゼチミブの黒色便発症機序

を直接説明する情報はありませんが，参考にはなります。

次に機序を推定してみましょう。

血便が報告されていることから，消化管出血による黒色便の可能性は否定できません。もしそうであれば，薬物毒性に分類されます。

次に，胆汁の異常による便の変色が考えられます。エゼチミブの薬効は，食事性および胆汁性コレステロールの吸収を阻害することで肝臓のコレステロール含量を低下させ，血中コレステロールを低下させます。したがって，吸収されないコレステロールを含んだ胆汁の影響であれば，薬理作用に関連する副作用と考えられます。

また，白色便が報告されていることから，胆汁排泄の異常，すなわち胆汁うっ帯の可能性もありますので，胆管閉塞や肝機能障害が疑われるところです。エゼチミブは，HMG-CoA還元酵素阻害剤を併用する場合に肝機能障害の発現率が上昇することが知られていますが，エゼチミブ単独でも肝機能障害は報告されています。薬物毒性もしくは薬物過敏症による肝機能障害も可能性のひとつですが，この場合には黒色便がみられる可能性は非常に低くなります。

発症機序から発現率を想定すると，胆汁の影響＞消化管出血＞肝機能障害となります。ここで随伴症状について実際にいくつか例をあげて確認しておいた情報が役に立ちます。

胃腸の痛みはないことや，すでに胃炎・胃潰瘍治療剤を服用中であることから消化管出血の確率は非常に低くなります。一方，吐き気，倦怠感，発熱，皮膚のかゆみが見られないことから，肝機能障害と何らかの薬物過敏症による副作用も発現の確率は低そうです。

以上の分析から，いくつかプランが提案できます。

1）しばらく様子をみる。ただし，症状の悪化（タール便）や胃痛，腹痛などが現れるようであれば，すぐ医療機関を受診するよう伝えておく。
2）他の代替薬に変更する。このとき，プラバスタチンナトリウムで副作用を経験していることから，HMG-CoA還元酵素阻害剤を提案できないので，フィブラート系を提案する。

3）患者の負担は大きいが胃カメラ，血液検査で消化管出血，肝機能障害について検査する。

あとは患者さんに納得いくプランを選んでもらいましょう。

○おわりに○

　副作用は，いつも薬物治療の付属物として扱われてきました。この本の標題の「副作用学」は実際には存在しない学問で，実態は薬理学の中に埋没しています。しかし，現実に医療の現場に出てみると，治療効果を検証するより副作用を証明する方がずっと難しいにもかかわらず，私たちが答えを迫られるのは副作用についてなのです。

　私たちは，よく「薬物治療はリスクとベネフィットのバランスをとって」などと簡単に口にしますが，リスクに関する十分な情報を得るのは簡単なことではありません。しかし，副作用の情報がどこにあるのかがわかれば，手順を追って探すことができます。探し出した情報は，機序別分類を意識して読むことで，活きた情報に生まれ変わります。本章では，その手順を提案したつもりです。

　薬物治療のゴールには，副作用を制御しえて初めて到達できるものです。調剤だけでなく，情報提供，安全性のチェックという新たな役割を担った薬剤師は，ゴールに向かう患者さんの伴走者として，長い道のりを走る覚悟がなくてはならないと考えています。

（大波伸子）

第Ⅲ章

薬物と受容体の相互作用による副作用

III 薬物と受容体の相互作用による副作用

○はじめに○

　本章では，薬物の副作用に受容体がどのように関わっているか考えてみたいと思います。第Ⅰ章で，副作用を「薬理作用によるもの」，「薬物毒性」，「薬物過敏症」の3つに分類しましたが，薬物受容体が関わる副作用は「薬理作用による」副作用の範疇に入るでしょう。

　薬理作用の多くは，薬物が細胞膜上の受容体と結合することによって引き起こされます。しかし，薬物と相互作用する受容体は，体の中のすべての臓器に均等に発現しているわけではありません。受容体タンパク質が発現していない臓器にはその薬物の作用は及びませんが，逆に主作用を期待する臓器以外の臓器にその薬物に対する受容体が発現していれば，薬物・受容体相互作用が起こると予想されます。そして，その結果現れる効果が生体にとって好ましくないものであれば，これがその薬物の副作用となる可能性があります。

　一般に，薬物受容体には複数のサブタイプが存在しており，各サブタイプの臓器分布には差が認められます。一方，薬物には特定の受容体サブタイプに高い親和性を示す「受容体サブタイプ選択性」薬物と，すべての受容体サブタイプと相互作用する「受容体サブタイプ非選択性」薬物があります。「受容体サブタイプ非選択性」薬物は，目的とする効果以外に，受容体サブタイプが分布するすべての組織に対して何らかの作用を及ぼす可能性があります。さらに薬物の受容体選択性は決して絶対的なものではありません。受容体A選択性薬物はA以外の受容体とは相互作用しないということではなく，相対的に受容体Aとの親和性が高いだけであると理解する必要があります。その薬物がA以外の受容体

と相互作用した結果，現れる効果が望まれないものであれば，その効果は副作用になるのです。

本章では，一般論としての受容体の構造，機能について簡単に触れた後，Gタンパク質共役型受容体のいくつかを取り上げ，受容体ごとに「受容体の組織分布と生理作用」，「受容体作用薬・拮抗薬に期待される効果」，「受容体の関与が予測される副作用」についてまとめてみました。

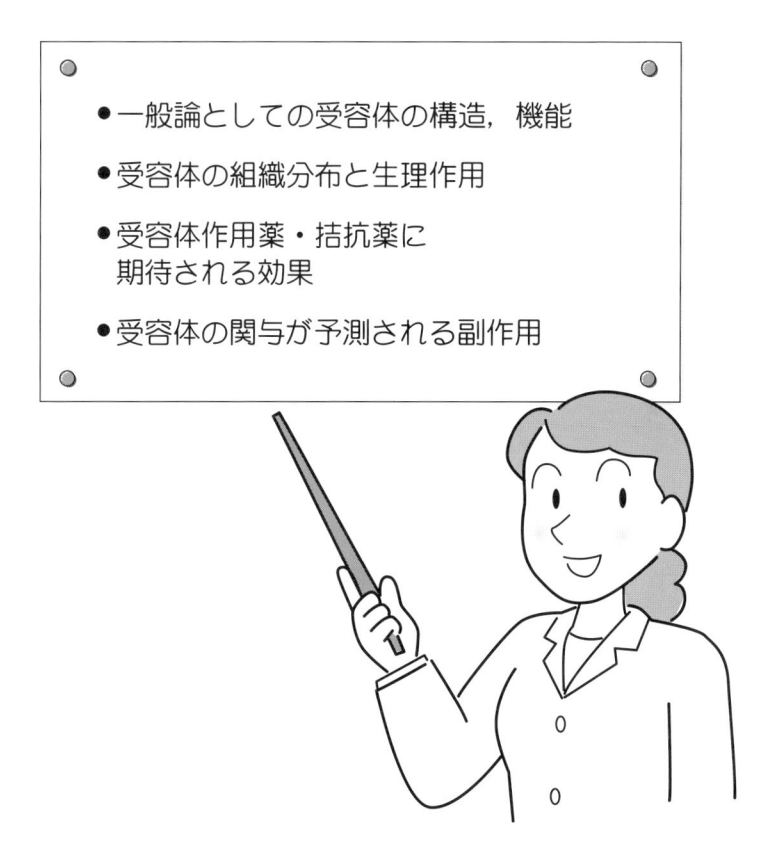

- 一般論としての受容体の構造，機能
- 受容体の組織分布と生理作用
- 受容体作用薬・拮抗薬に期待される効果
- 受容体の関与が予測される副作用

1. 受容体とは（リガンド，作用薬，拮抗薬の関係）

　60兆個ともいわれる多くの細胞からなる私たちの体が，個体としての生命を維持していくためには，細胞間の情報伝達が必要です。細胞間の情報伝達は神経伝達物質，ホルモン，オータコイドなどの化学物質によって行われますが，このような情報伝達を行う化学物質を受け取る機能をもつタンパク質を「受容体」と呼びます。受容体は，血液や神経を介して与えられた情報を細胞の中へ伝達する機能をもったタンパク質であり，その多くは細胞膜に局在しています。

　受容体に結合する化学物質のことを，内因性物質，外因性物質にかかわらず「リガンド」と呼びます。ある薬物によって起こる生化学的，生理学的変化が，内因性のリガンドによって引き起こされる応答とほぼ同じであるなら，その薬物は作用薬（アゴニスト）と呼ばれます。逆に，内因性リガンドあるいは特定の作用薬の作用を阻害することによって効果を引き起こす場合には，その薬物は「拮抗薬」（アンタゴニスト）と呼ばれます。

　受容体は，通常，リガンドに対して非常に高い選択性をもっています。内因性リガンドと見かけの構造が全く異なるにもかかわらず同じ受容体に結合する薬物がありますが，これは受容体と結合する部分の3次元構造が似ているためです。また，作用薬と拮抗薬は受容体の同一部位に結合することが証明されており，受容体タンパク質を活性な立体配座に移行させることができるか否かが，その薬物が作用薬になるか拮抗薬になるかを決定します。

2．薬物・受容体相互作用による情報伝達のメカニズム

　薬物の効果発現の過程は3つの段階に分けて考えることができます。第1段階は，細胞膜上での薬物・受容体複合体の形成です。第2段階では，この薬物・受容体複合体が，二次メッセンジャーとして知られるサイクリック AMP（cAMP：adenosine 3',5'- cyclic monophosphate）や Ca^{2+} などの細胞内メッセンジャーの生成を引き起こすか，あるいはイオンチャネルの開口を調節します。そして第3段階では，標的に対し情報が伝達され，たとえばプロテインキナーゼなどが活性化されて，その薬物に特徴的な生理学的変化がもたらされます。

　ここでは，薬物・受容体相互作用により惹起される効果の第2段階について述べます。細胞外から伝えられる内因性，外因性シグナルは多種多様ですが，これを細胞内二次メッセンジャーに変換する機構はほんの数種類しかありません。大きく下記の2つに分けて考えることができます（図1-1，1-2-1，1-2-2）。

（1）Gタンパク質共役型受容体

　今日，臨床で使用されている重要な薬の多くは，Gタンパク質共役型受容体の作用薬や拮抗薬です。Gタンパク質共役型受容体ファミリーに属する受容体は350～800程度のアミノ酸残基からなる1本鎖ペプチドで，7つの疎水性部分が細胞膜を貫通するαヘリックスを形成しています。

　Gタンパク質は，受容体とエフェクター（実際に機能を発現するタンパク質で，酵素やイオンチャネル）の間の情報伝達を担う役割を果たしているタンパク質で，3つのサブユニット（α，β，γ）を含んでいます。細胞膜上での薬物・受容体複合体の形成により受容体タンパク質の分子構造が大きく変化してGタンパク質へのシグナル伝達が開始され，GDP（guanosine diphosphate：グアノシン5'-二リン酸）のGTP（guanosine triphosphate：グアノシン5'-三リン酸）との交換，αサブユニットの解離が誘発されます（図2）。αサブユニットはエフェクター（図2ではアデニル酸シクラーゼ）と相互作用し，エフェクタータンパク質に結合することによりこのタンパク質を活性化し，情報伝達

1．Gタンパク質共役型受容体

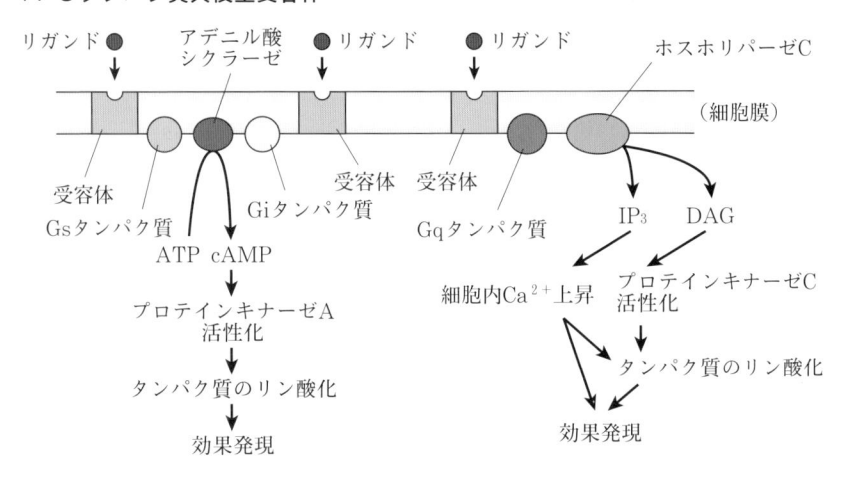

```
リガンド    アデニル酸    リガンド        リガンド           ホスホリパーゼC
            シクラーゼ
                                                                          （細胞膜）
受容体                   受容体         受容体
  Gsタンパク質  Giタンパク質              Gqタンパク質   IP₃     DAG
         ATP cAMP
                                                     細胞内Ca²⁺上昇   プロテインキナーゼC
                                                                      活性化
         プロテインキナーゼA
         活性化
                                                                  タンパク質のリン酸化
         タンパク質のリン酸化
                                                        効果発現
         効果発現
```

2-1．イオンチャネル型受容体　　2-2．酵素型受容体（例．チロシンキナーゼ受容体）

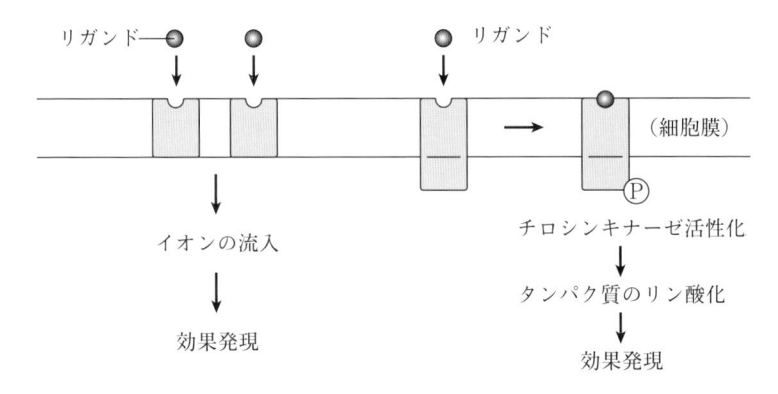

```
リガンド                   リガンド
                                            →                       （細胞膜）
                                                                 ⓟ
      ↓                     チロシンキナーゼ活性化
   イオンの流入
                            タンパク質のリン酸化
      ↓
   効果発現                   効果発現
```

図1　細胞膜上での薬物・受容体相互作用による情報伝達機構

1．受容体が細胞外情報伝達物質を識別し，その後，Gタンパク質に共役する別の分子がシグナルを変換する場合。
2．受容体分子が細胞外情報伝達物質を識別すると共にシグナルを変換する場合（例：リガンド依存性イオンチャネルやチロシンキナーゼ受容体）。

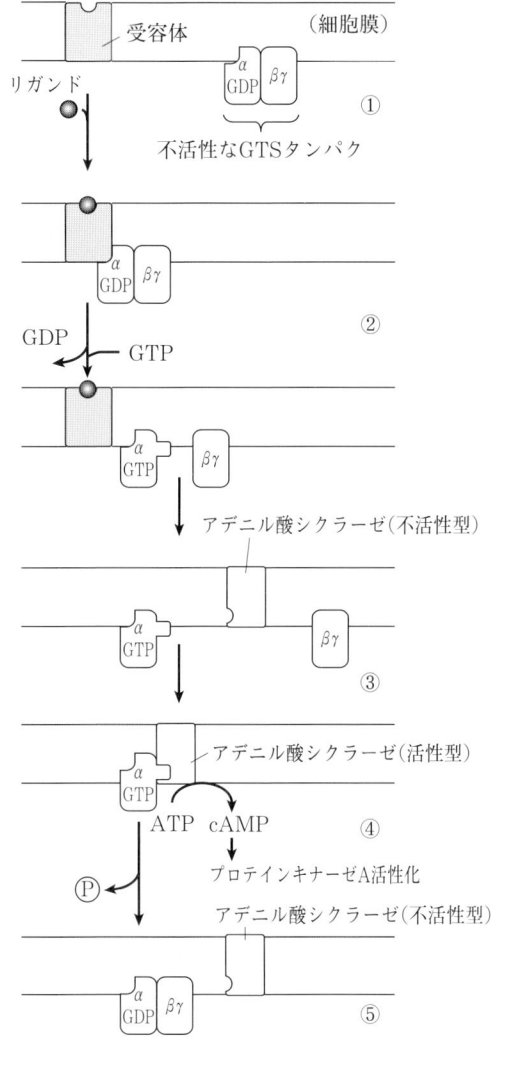

III　薬物と受容体の相互作用による副作用

① 受容体はリガンドとの結合によりコンホメーションを変化させる。

② Gタンパク質αサブユニットのGDPがGTPに変換され、αサブユニットは活性型となり、βγサブユニットから解離する。

③ 活性型αサブユニットは、標的タンパク質であるアデニル酸シクラーゼを活性化する。

④ αサブユニットはGTPをGDPに加水分解して自らを不活性化し、アデニル酸シクラーゼから解離する。

⑤ 不活性型αサブユニットはβγサブユニットと会合し、不活性なGsタンパク質を再生する。

図2　Gsタンパク質を介した情報伝達機構
(中村桂子,松原謙一監訳：細胞の分子生物学 第4版.
ニュートンプレス,東京.p854-855, 2004　参照)

を行います。αサブユニット自体のもつGTPアーゼ活性によってGTPがGDPに加水分解されることにより情報伝達活性は消滅し，GDPと結合したαサブユニットはβ・γサブユニットとの3量体に戻り，受容体との結合力を取り戻します。このように，Gタンパク質はシグナル伝達に関する分子スイッチと考えることができ，GTP結合で活性，GDP結合で不活性という切り替えをしています。活性型は結合しているGTPを加水分解してGDPにすることで自らスイッチを切るのです。

Gタンパク質にはGs, Gi, Gqがあり，Gsはアデニル酸シクラーゼの活性化，Giはアデニル酸シクラーゼの抑制をもたらします。一方，GqはホスホリパーゼCを活性化し，細胞膜を構成するリン脂質であるホスファチジルイノシトール4，5-二リン酸（PIP_2）を加水分解してジアシルグリセロール（DAG）とイノシトール1，4，5-三リン酸（IP_3）を生成します。

（2）イオンチャネル型受容体 （図3）

リガンド依存性イオンチャネルは生体内で速い情報伝達を担っており，ニコチン様アセチルコリン受容体，グルタミン酸受容体，γアミノ酪酸（GABA）

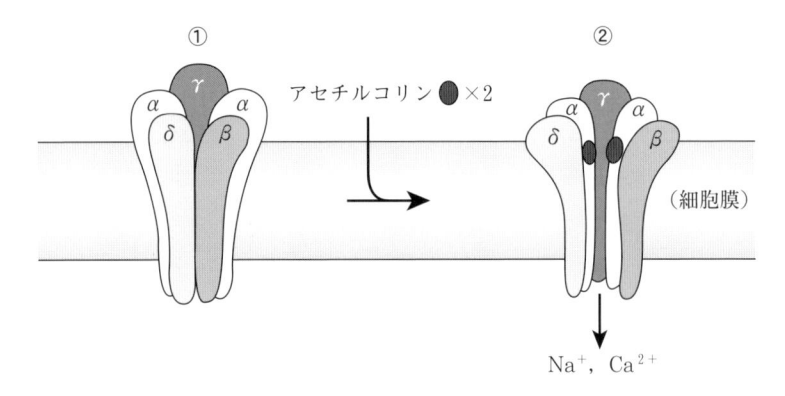

図3 イオンチャネル型受容体（ニコチン受容体）
① αサブユニットにアセチルコリン結合部位があり，アセチルコリンが2本のαサブユニットに1個ずつ結合すると，チャネルが構造変化を起こしてゲートが開く。
② 主にNa^+が流入し，二次的にCa^{2+}も流入する。

Ⅲ　薬物と受容体の相互作用による副作用

受容体，グリシン受容体，セロトニン 5-HT₃ 受容体などがあります。

　ニコチン様アセチルコリン受容体は，4つの異なるサブユニットα，β，γ，δが2：1：1：1の割合で集まった5量体です。5つのサブユニットが花弁のように配置され，その内側がチャネルを形成しています。リガンド結合部位は，骨格筋のニコチン受容体ではαサブユニットに局在しています。5つのサブユニットには4回の膜貫通領域が存在し，2番目の膜貫通領域がチャネル内面を形成しています。リガンド結合部位は密接にイオンチャネルと共役しており，筋肉のニコチン受容体では2分子の作用薬が同時に結合することにより急速な構造変化が起こり，チャネルが開口します。

(3) 酵素型受容体（受容体プロテインキナーゼ）（図4）

　インスリン受容体はこのタイプに属し，2本のα鎖と2本のβ鎖からできています。このタイプの受容体の多くは，細胞膜を1回貫通する単純な構造を

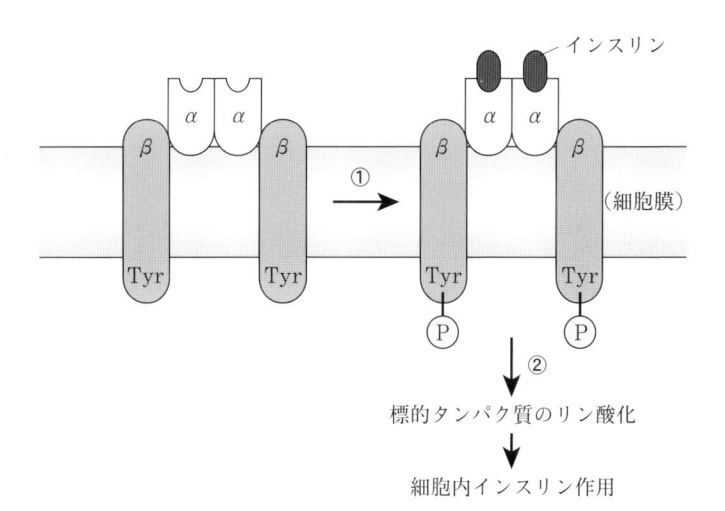

図4　酵素型受容体（インスリン受容体）

① インスリンを結合したインスリン受容体は，β鎖の細胞内部位にある Tyr（チロシン）残基を自己リン酸化する。チロシンキナーゼ領域は，自己リン酸化により活性化される。
② 活性化されたチロシンキナーゼ領域は，細胞内の標的タンパク質の Tyr 残基のリン酸化を触媒する。

もっており，細胞膜表面にある作用薬結合領域，1回の膜貫通領域および膜の内側にあるプロテインキナーゼ領域で構成されています。受容体に作用薬が結合すると，受容体の細胞内の部分にあるプロテインキナーゼ（チロシンキナーゼ）が活性化され，細胞内タンパク質のチロシン残基がリン酸化されます。

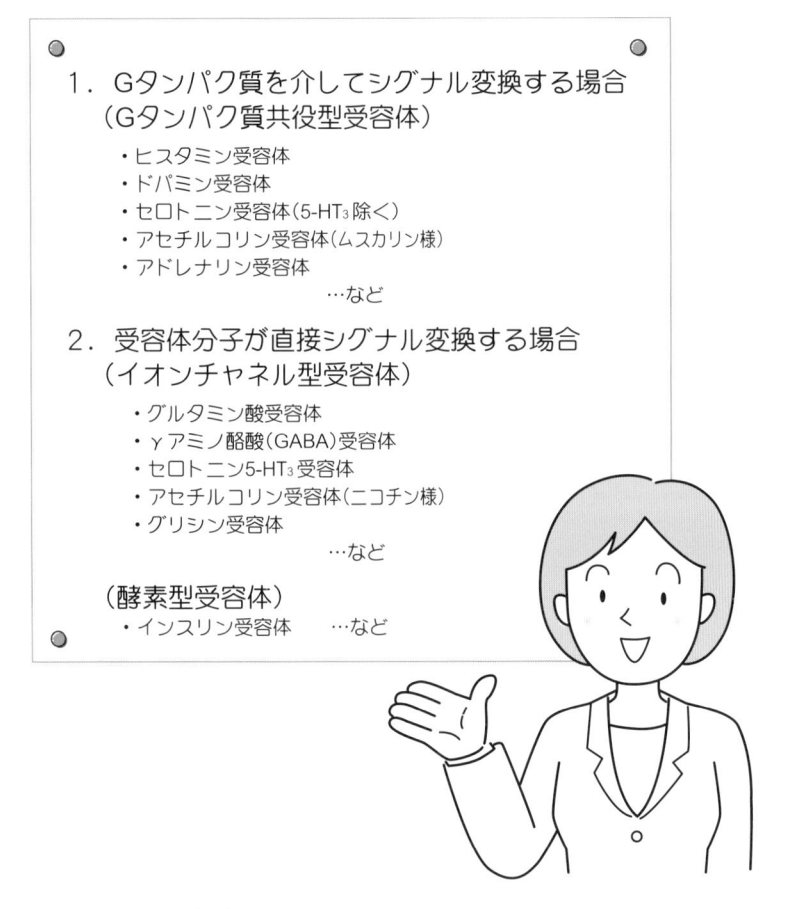

---

1. Gタンパク質を介してシグナル変換する場合
   （Gタンパク質共役型受容体）
   - ヒスタミン受容体
   - ドパミン受容体
   - セロトニン受容体（5-HT_3除く）
   - アセチルコリン受容体（ムスカリン様）
   - アドレナリン受容体
     …など

2. 受容体分子が直接シグナル変換する場合
   （イオンチャネル型受容体）
   - グルタミン酸受容体
   - γアミノ酪酸（GABA）受容体
   - セロトニン5-HT_3受容体
   - アセチルコリン受容体（ニコチン様）
   - グリシン受容体
     …など

（酵素型受容体）
   - インスリン受容体　　…など

細胞膜受容体による
情報伝達メカニズムは，大きく2つに分けられます。

3．Gタンパク質共役型受容体の構造と内因性リガンド・作用薬・拮抗薬

前節に述べたように，細胞膜に存在する受容体を介する情報伝達機構には3つのタイプがありますが，市販薬物の60％はGタンパク質共役型受容体を標的としています。また，表1に示すように，Gタンパク質共役型受容体のリガンドはアドレナリン，ヒスタミンなどの低分子の物質からアンジオテンシンなどのペプチドまで含まれ，極めて多様です。

すべてのGタンパク質共役型受容体では，疎水性アミノ酸残基に富む7個の細胞膜貫通領域が円周状に並んで細胞膜を貫通する筒状の空間を形成し，ここに内因性リガンド，作用薬，拮抗薬などが結合します。N末端は細胞外に存在し，糖鎖が結合しています。C末端は細胞質側に存在し，第5，第6膜貫通領域の間に細胞質側に形成される第3ループとともにGタンパク質との共役に関わっています。また第3ループによって共役するGタンパク質の特異性が決まると考えられています（図5a，b）。

内因性リガンドと受容体との結合には，受容体の3番目の膜貫通領域に存在するアスパラギン酸残基が重要であり，それに加えてリガンドごとに異なるアミノ酸残基との結合相互作用が加わり，リガンド選択性を制御しています。作用薬は，内因性リガンドと同じ受容体部位（3次元ポケット）に結合し，内因性リガンドが起こすのと同様の受容体タンパク質の立体構造変化を惹起してG

表1　Gタンパク質共役型受容体の例

神経伝達物質	ペプチド／ペプチドホルモン
アドレナリン（α，β）	アンジオテンシン
ドパミン	ブラジキニン
グルタミン酸	エンドセリン
ヒスタミン	グルカゴン
アセチルコリン（ムスカリン様）	ソマトスタチン
セロトニン	

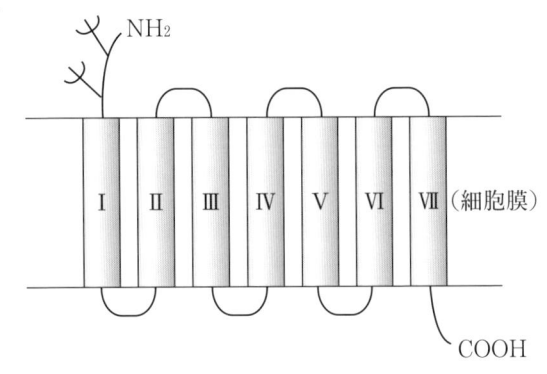

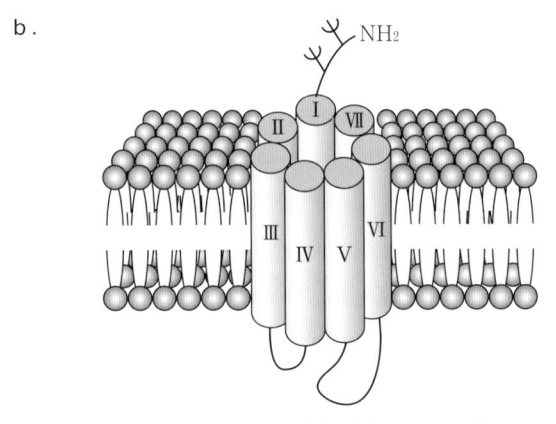

図5 Gタンパク質共役型受容体の構造
a．Gタンパク質共役型受容体は細胞膜を7回貫通し，細胞外のN末端部分に糖を結合している。C末端は細胞内にある。
b．7個の膜貫通領域は円周状に並んで筒状の空間を形成し，この中央部でリガンドと結合する。

タンパク質を活性化します。ペプチドのような分子量の大きなリガンドは，まず細胞外のN末端部分に結合し，分子の一部分がポケット部位に入り込んで受容体の活性化を起こすと考えられます。一方，拮抗薬は，受容体タンパク質と結合はしますが，Gタンパク質の活性化を起こすような受容体タンパク質の構

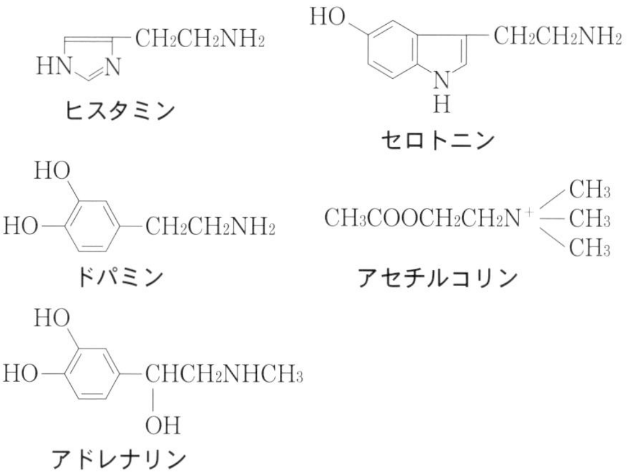

図6 Gタンパク質共役型受容体に対する内因性リガンドの構造
受容体に対する内因性リガンドは，よく似た構造をもっている。

造変化を起こさないため，内因性リガンドの作用を遮断するのです。

　それでは，図6に示すGタンパク質共役型受容体について，その作用薬・拮抗薬の副作用を，受容体との関わりから見ていきましょう。これらの受容体に対する内因性リガンドが，よく似た構造をもっていることに気づかれるでしょう。

4．ヒスタミン受容体

ヒスタミン受容体には H_1，H_2，H_3，H_4 の存在が知られていますが，H_3 受容体，H_4 受容体の生理機能に関してはまだよく知られていません。ヒスタミン H_1，H_2，H_3 受容体は中枢神経系に存在することが認められていますが，H_4 受容体は中枢には発現せず，脾臓，胸腺，小腸，好中球，T細胞のような免疫学的に活性のある細胞に局在しています。現在，臨床で用いられているのは H_1 受容体拮抗薬と H_2 受容体拮抗薬です。

（1）ヒスタミン H_1 受容体拮抗薬

① ヒスタミン H_1 受容体の分布と生理作用

ヒスタミン H_1 受容体はGqタンパク質共役型受容体です。H_1 受容体は平滑筋（腸管，気管支），血管内皮細胞，中枢神経系に存在し，ヒスタミンに対して高い親和性をもっています。ヒスタミンは毛細血管の H_1 受容体を介してアクチンを収縮させ，内皮細胞の間の基底膜を露出させます。そのため高分子物質が漏出し，浮腫を形成します。末梢神経系のヒスタミン受容体は一般に H_1 タイプであり，これを刺激して痛みや蕁麻疹の掻痒を起こします。

また，ヒスタミンには気管支などの平滑筋を収縮させる作用もあります。

さらに，H_1 受容体は中枢神経系にも広く分布しており（特に視床下部に多い），ヒスタミンは H_1 受容体を介して覚醒状態を高める働きをしています。また一方で，痙攣発現に対しては抑制的に働いています。H_1 受容体の分布は前庭神経核にも認められており，嘔吐中枢の活性化や動揺病の発現に関与しているのではないかとも言われています。

② H_1 受容体拮抗薬に期待される作用

H_1 受容体拮抗薬は，ヒスタミンによって惹起される毛細血管透過性の亢進や浮腫，膨疹の形成を強力に抑えます。また，ヒスタミンによる掻痒を抑制します。この抗アレルギー作用によって，蕁麻疹，鼻炎などへの適応が認められています。

また，気管支の収縮を抑制し，気管支拡張作用があることから，一部の H_1 受

容体拮抗薬には気管支喘息への適応が認められています。

さらに嘔吐中枢の興奮を抑制し、めまいを改善することから、動揺病、メニエール症候群の治療に使用されています。

③ H_1 受容体が関与する副作用

H_1 受容体拮抗薬に最も普遍的にみられる副作用は眠気や認知機能障害で、第1世代の抗ヒスタミン薬に多く認められます。H_1 受容体拮抗薬は、ヒスタミンと H_1 受容体との相互作用を競合的に阻害して鎮静作用を発揮します。

第1世代の抗ヒスタミン薬と、眠気を起こす頻度が低いとされる第2世代の抗アレルギー薬の違いは、血液・脳関門の透過性の差とされていますが、脳内 H_1 受容体占拠率を PET (positron emission tomography：陽電子放射型断層撮影法) で調べた結果では、第2世代の H_1 受容体拮抗薬による受容体占拠は決して0％ではありません。第2世代 H_1 受容体拮抗薬を服用しても眠気を訴える人がいることに注意が必要です。フェキソフェナジンを除くすべての抗ヒスタミン薬および抗アレルギー薬の添付文書には眠気に関する注意事項の記載があります。

中枢ヒスタミン系は H_1 受容体を介して痙攣発現に対して抑制的に働いていることから、H_1 受容体拮抗薬は稀に乳幼児やてんかんなどの痙攣性疾患のある患者さんに痙攣を誘発します。クレマスチン、クロルフェニラミン、シプロヘプタジン、ケトチフェン、セチリジンでは、重大な副作用として痙攣誘発に対する注意が喚起されています。

第1世代抗ヒスタミン薬は、ヒスタミン同様、置換されたエチルアミン部分を有し（エチルアミン部分は環構造の一部となることもあります）、ヒスタミンのイミダゾール環の代りに2～3原子の側鎖によって2～3個の芳香環とつながっています。一方、第2世代抗ヒスタミン薬は、エチルアミン部分にも環構造をもち、ヒスタミンとの構造類似性は第1世代抗ヒスタミン薬より低くなっています。

第1世代抗ヒスタミン薬は、ヒスタミン受容体への選択性が低く、構造が類似するアセチルコリンのムスカリン受容体に対しても親和性を示すために、口

渇，眼圧上昇，排尿障害を起こします。そのため，ほとんどすべての第1世代抗ヒスタミン薬は緑内障，前立腺肥大などの下部尿路閉塞疾患に対して禁忌となっています（115 ページ「7．アセチルコリン受容体」の項参照）。

（2）ヒスタミン H_2 受容体拮抗薬

① ヒスタミン H_2 受容体の分布と生理作用

ヒスタミン H_2 受容体は Gs タンパク質共役型です。H_2 受容体は，胃壁細胞，平滑筋，リンパ球，中枢神経系に分布しています。

ヒスタミンが胃壁細胞のヒスタミン H_2 受容体に作用すると，共役する Gs タンパク質が活性化され，アデニル酸シクラーゼ活性が上昇し，細胞質内の cAMP が増加します。その結果，活性化されたプロテインキナーゼ A により機能タンパク質がリン酸化され，最終的に分泌小胞膜のプロトンポンプ（H^+, K^+-ATPase）が活性化されて胃酸が分泌されます。

② H_2 受容体拮抗薬に期待される作用

シメチジンやラニチジンなどの H_2 受容体拮抗薬は，ヒスタミンと H_2 受容体に対して拮抗することにより，胃酸の基礎分泌と夜間の分泌，また食事による胃酸分泌を効果的に低下させ，胃潰瘍，十二指腸潰瘍の治療に用いられます。

③ H_2 受容体拮抗薬の副作用

ヒスタミン H_2 受容体拮抗薬の副作用は非常に少なく，極めて安全な薬です。これは，恐らく胃以外の組織では H_2 受容体の作用が限られていることと，これらの薬物の血液脳関門の透過性が低いことによると考えられます。シメチジンやファモチジンの副作用として女性化乳房，乳汁分泌の記載がありますが，これらの薬物が核内受容体スーパーファミリー（本章では取り上げていないタイプの受容体）の1つであるアンドロゲン受容体に結合し，抗アンドロゲン作用（男性では乳房肥大，女性では乳汁漏出）を引き起こすためであると考えられます（ラニチジンの副作用にも「男性において乳房腫脹」の記載があります）。

5．ドパミン受容体

　ドパミンは，ノルエピネフリンが生合成されるときの直前の前駆物質ですが，それとは別に独自の役割を担っています。中枢神経伝達物質，特に運動調節に重要な伝達物質であると同時に，精神活動への関与，脳下垂体からのホルモン分泌調節などに関与しています。ドパミン受容体には D_1〜D_5 の存在が知られており，D_5 受容体は D_1 受容体の，また D_3，D_4 受容体は D_2 受容体のサブタイプと考えられています。D_1 と D_2 受容体は線条体に豊富で，パーキンソン病の原因と治療に最も重要な受容体です。

　中枢作用を有するドパミン D_2 作用薬は，パーキンソン病の治療に用いられます。また D_2 受容体拮抗薬は抗精神病薬として重要です。中枢ドパミン受容体は，その存在部位によって，シナプス後受容体とシナプス前受容体（自己受容体）に分類できます。神経終末自己受容体の遮断は，ドパミンの合成と放出の両方を増加させます。

（1）ドパミン D_2 受容体作用薬

① ドパミン D_2 受容体の分布と生理作用

　ドパミン D_2 受容体は Gi タンパク質と共役しています。ドパミン D_2 受容体は中枢神経系（線条体，辺縁系，大脳皮質，下垂体前葉，嘔吐中枢〔CTZ〕）に存在し，幻覚・妄想の発現，錐体外路症状の改善，プロラクチン分泌抑制，嘔吐などを引き起こします。また，D_2 受容体は自律神経終末に存在し，交感神経からのノルアドレナリン遊離や副交感神経からのアセチルコリン遊離を抑制します。

② D_2 受容体作用薬に期待される作用

　パーキンソン病（振戦，筋固縮，無動，姿勢反射障害の 4 症状を特徴とする錐体外路系の変性疾患）では，線条体のドパミンが著明に減少しているため，ドパミンの前駆体であるレボドパが使用されてきました（ドパミンは血液脳関門を通過できない）。しかし，レボドパは長期使用により効果が低下し副作用が発現するため，最近ではドパミン受容体作用薬で治療を開始することが多くなっ

ています。脳全体のすべてのタイプのドパミン受容体に対して活性を示すレボドパに対し、ドパミン D_2 受容体作用薬は D_2 サブタイプに対して相対的選択性を示し、また、効果の持続時間が長いという利点をもっています。

　D_2 受容体作用薬のブロモクリプチンやカベルゴリンは、下垂体前葉のドパミン D_2 受容体を介してプロラクチン分泌抑制、成長ホルモン分泌抑制を起こすため、末端肥大症、高プロラクチン血症に対しても適用されます。

③ D_2 受容体が関与する副作用

　ドパミン受容体作用薬に高頻度でみられる悪心、嘔吐、食欲不振などの消化器症状は、第4脳室底にある化学受容器引き金帯（chemoreceptor trigger zone：CTZ）のドパミン D_2 受容体が刺激されるためです。

　ドパミン受容体作用薬を急激に減薬したり中止すると悪性症候群（高熱、錐体外路症状、意識障害、CK上昇など）が出現しますが、これは自律神経中枢、特に体温中枢および錐体外路系でのドパミン D_2 受容体の強力な遮断によると考えられます。

（2）ドパミン D_2 受容体拮抗薬

① D_2 受容体拮抗薬に期待される作用

　脳内ドパミン神経には、中脳辺縁系、黒質線条体系、下垂体漏斗系、中脳皮質系があり、それぞれの受容体を遮断すると、中脳辺縁系では幻覚、妄想など、黒質線条体系では錐体外路症状、下垂体漏斗系では高プロラクチン血症、中脳皮質系では陰性症状や認知機能の低下が生じます。

　統合失調症の症状は、興奮、幻覚、妄想などの陽性症状と、自発性減退、関心の消失、感情の平板化などの陰性症状に大別され、ドパミン D_2 受容体拮抗薬は前者の陽性症状に効果があります。

　ドパミン D_2 受容体拮抗薬による抗精神病作用は、中脳辺縁系のドパミン受容体遮断で得られると考えられています。抗精神病作用には、脳ドパミン D_2 受容体の60〜70％を占拠する必要があるとされ、80％を超えると錐体外路性副作用が出現します。

　ドパミン受容体だけでなくセロトニン受容体をはじめとするいくつかの受容

体拮抗作用を有する非定型抗精神病薬には，セロトニン・ドパミン拮抗薬（SDA）と呼ばれるリスペリドン，ペロスピロンと，multi-acting receptor targeted antipsychotic（MARTA）と呼ばれるクエチアピンとオランザピンがあります。いずれの薬物もドパミン D_2 受容体拮抗作用とセロトニン 5-HT_{2A} 受容体拮抗作用を有し，錐体外路症状が少ないことが特徴です。セロトニン神経は中脳黒質から線条体に投射するドパミン神経に対して抑制的に働いており，これらの薬物は，ドパミン神経上のセロトニン 5-HT_{2A} 受容体を遮断することでドパミン神経からのドパミン放出を増加させ，錐体外路症状を軽減すると考えられています。

　アリピプラゾールはドパミン受容体部分作用薬であり，ドパミン D_2 自己受容体アゴニスト作用と，シナプス後ドパミン D_2 受容体アンタゴニスト作用をもっています。その理由は次のように説明されています。シナプス後ドパミン D_2 受容体では余剰受容体が少なく，ドパミン濃度も高いため，最大反応が引き起こされています。そこに受容体親和性の高いアリピプラゾールが作用すると，ドパミンはアリピプラゾールと置き換わり，アリピプラゾールの固有活性まで反応が抑えられます（阻害薬として働く）。一方，シナプス前の自己受容体には余剰受容体が多く，ドパミン濃度も低いため，最大反応は起きていません。ここにアリピプラゾールが作用すると，余剰受容体を含むすべての受容体と結合し，その結果生じる反応はドパミンによる反応を上回ることになります（作用薬として働く）。このように，アリピプラゾールは，シナプス前自己受容体に対しては作用薬としてドパミンの放出を抑制し，シナプス後ドパミン D_2 受容体に対しては阻害薬として作用することから，ドパミンシステムスタビライザー（Dopamine System Stabilizer：DSS）と呼ばれています。結果としてアリピプラゾールはドパミン D_2 受容体を完全に遮断することはなく，錐体外路症状はほとんど見られません。

② 統合失調症治療に用いられる D_2 受容体拮抗薬の副作用

　オランザピン，クエチアピン，アリピプラゾールには「糖尿病性ケトアシドーシス，糖尿病性昏睡などの重大な副作用発現」に対する警告が出されています。

これらの薬物によって引き起こされる糖尿病にはインスリン抵抗性が関与していると考えられており、糖尿病へ至る過程で「高インスリン血症で正常血糖」の時期に対策を講じ、糖尿病を予防することが必要です。

◎ドパミンD_2作用薬
　・期待される作用
　　→パーキンソン病の治療
　・副作用
　　→悪心, 嘔吐, 食欲不振などの
　　　消化器症状

◎ドパミンD_2拮抗薬
　・期待される作用
　　→抗精神病作用
　・副作用
　　→錐体外路症状,
　　　高プロラクチン血症

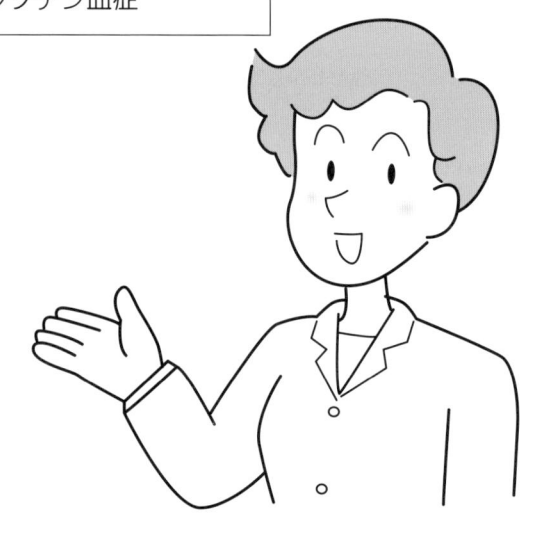

6．セロトニン受容体

 生体内の全セロトニンの 90％は，腸管粘膜の底部に存在する腸クロム親和性細胞で生合成され，貯蔵されています。中枢神経に存在するセロトニンは神経伝達物質として機能しますが，残りの大部分のセロトニンはオータコイドとして働いています。

 セロトニン受容体は，神経伝達物質受容体の中で最も種類の数が多く，5-HT_1〜5-HT_7に 14 種のサブタイプが存在しています。異なるセロトニン受容体サブタイプのアミノ酸配列類似性は約 60％，同一性は 30％といわれています。5-HT_1，5-HT_2，5-HT_4，5-HT_5，5-HT_6，5-HT_7はGタンパク質共役型受容体ですが，5-HT_3は 4 個の膜貫通部位をもつリガンド作動性のNa^+とK^+のイオンチャネルであり，アセチルコリンのニコチン受容体と同様の膜内装置をもっています(98 ページ図 3 参照)。セロトニン受容体の種類は多いですが，その機能が明らかになっているのは5-HT_{1A}，5-$HT_{1B/1D}$，5-HT_3，5-HT_4受容体に限られています。

 治療薬として用いられているのは，抗不安薬・抗うつ薬としてのセロトニン5-HT_{1A}受容体作用薬，片頭痛薬としてのセロトニン5-$HT_{1B/1D}$受容体作用薬，抗精神病薬（統合失調症治療薬）としてのセロトニン5-HT_{2A}受容体拮抗薬（108 ページ「5.（2）ドパミンD_2受容体拮抗薬」の項参照），制吐薬としてのセロトニン5-HT_3受容体拮抗薬，消化管運動機能改善薬としてのセロトニン5-HT_4受容体作用薬です。

（1）セロトニン 5-$HT_{1B/1D}$ 受容体作用薬

① セロトニン 5-$HT_{1B/1D}$ 受容体の分布と生理作用

 セロトニン 5-HT_1受容体はGiタンパク質と共役しています。5-HT_{1B}受容体と5-HT_{1D}受容体のアミノ酸配列の相同性は 77％であり，組織分布や薬理学的特性がよく似ています。5-$HT_{1B/1D}$受容体は黒質線条体に密に分布しており，セロトニン神経終末に存在する自己受容体として，セロトニン神経活動を抑制します。5-$HT_{1B/1D}$受容体は脳底動脈にも存在し，作用薬刺激により脳血管平滑筋

を収縮させます。

② 5-HT$_{1B/1D}$ 受容体作用薬に期待される作用

　セロトニン 5-HT$_{1B/1D}$ 受容体作用薬は，脳血管平滑筋を収縮させることにより片頭痛を抑えます。5-HT$_{1B/1D}$ 作用薬であるスマトリプタン，ゾルミトリプタン，エレトリプタン，リザトリプタンは，置換基が5位にあるインドール誘導体です。トリプタン類は 5-HT$_{1B}$ 受容体や 5-HT$_{1D}$ 受容体と強力に相互作用しますが，他の 5-HT 受容体サブタイプには親和性が低いか，ほとんどありません。

③ 5-HT$_{1B/1D}$ 受容体が関与する副作用

　トリプタン類には，冠状血管を収縮させる可能性があり，心筋梗塞，虚血性心疾患，脳血管障害を有する患者さんに対して禁忌となっています。

（2）セロトニン 5-HT$_{2A}$ 受容体拮抗薬

① セロトニン 5-HT$_{2A}$ 受容体の分布と生理作用

　5-HT$_{2A}$ 受容体は Gq タンパク質と共役しています。5-HT$_{2A}$ 受容体は中枢神経系（大脳皮質，大脳辺縁系）や末梢組織では血管平滑筋，胃腸管平滑筋，気管支・子宮平滑筋，血小板などに分布しています。中枢神経系の 5-HT$_{2A}$ 受容体はドパミン放出を抑制するように働いています。またセロトニンは 5-HT$_{2A}$ 受容体を介して胃腸管の運動を亢進し，気管支を収縮させます。血管収縮と心拍出量増大による血圧上昇も 5-HT$_{2A}$ 受容体を介しています。

② 5-HT$_{2A}$ 受容体拮抗薬に期待される作用

　統合失調症治療薬であるクロザピン，リスペリドンはドパミン D$_2$ 受容体に加えて，セロトニン 5-HT$_{2A}$/5-HT$_{2C}$ 受容体拮抗作用を有しています。これらの薬物には，定型抗精神病薬とは異なり，陰性症状（脳内ドパミン系のうち，中脳皮質経路の遮断で悪化）を改善し，錐体外路系の副作用を起こしにくいという特徴があります。ドパミン神経末端に存在するセロトニン 5-HT$_{2A}$ 受容体はドパミン放出を抑制するように働いていますが，5-HT$_{2A}$ 受容体拮抗薬はこの抑制を解除し，ドパミンの放出を増加させます。中脳皮質系でのドパミン遊離の促進は陰性症状の改善につながり，また黒質線条体系でのドパミン遊離の促進は錐体外路系副作用を軽減します。

③ 5-HT$_{2A}$ 受容体拮抗薬の副作用

アドレナリンと併用した場合，これらの非定型抗精神病薬の有するアドレナリンα$_1$受容体拮抗作用のため，アドレナリンのα$_1$受容体刺激作用が阻害され，β刺激作用が優位となり，重症の低血圧を生じる可能性があります（リスペリドン，クエチアピン，オランザピン，ペロスピロン，アリピプラゾールはアドレナリンとの併用禁止）。

（3）セロトニン 5-HT$_4$ 受容体作用薬

① セロトニン 5-HT$_4$ 受容体の分布と生理作用

5-HT$_4$ 受容体は Gs タンパク質と共役しています。5-HT$_4$ 受容体は，中枢神経系では海馬に，末梢では胃腸管（胃腸管平滑筋，分泌細胞，胃腸管内神経叢），心臓などに分布しています。セロトニンは 5-HT$_4$ 受容体を介してアセチルコリンを遊離させ，腸運動を亢進させます。

② 5-HT$_4$ 受容体作用薬に期待される作用

5-HT$_4$ 受容体作用薬は腸管筋内のコリン作動性神経細胞の 5-HT$_4$ 受容体を介してアセチルコリン遊離を増加させ，これが胃酸分泌，消化管ぜん動運動を亢進させます。5-HT$_4$ 受容体作用薬であるシサプリドは消化管運動促進薬として用いられますが，慢性胃炎による悪心嘔吐にも用いられます。

③ 5-HT$_4$ 受容体が関与する副作用

5-HT$_4$ 受容体は心臓にも存在しており，心筋への直接作用と 5-HT$_4$ 受容体を介する交感神経からのノルエピネフリン遊離の促進により，心臓収縮力および拍動数を増加させます（シサプリドの副作用に心悸亢進の記載）。

セロトニン 5-HT$_3$ 受容体は，セロトニン受容体のうち唯一，G タンパク質と共役しないイオンチャネル型受容体で，中枢神経系，交感神経節，自律神経節後繊維，腸管神経に存在しています。特に CTZ に多く存在し，腸管の 5-HT$_3$ 受容体とともに嘔吐発現に関与しています。オンダンセトロン，グラニセトロンなどの 5-HT$_3$ 受容体拮抗薬は，この嘔吐機構を抑制するため，がん化学療法に伴う悪心嘔吐の抑制に用いられます。

CTZ にはドパミン D$_2$ 受容体も存在し，ドパミン刺激により嘔吐が誘発されます（107

ページ「5．(1) ドパミン D_2 受容体作用薬 ① ドパミン D_2 受容体の分布と生理作用」の項参照)。したがってプリンペラン，ナウゼリンなどのドパミン D_2 受容体拮抗作用により嘔吐は抑えられます。これらの薬物は D_2 受容体遮断による副作用(錐体外路症状，悪性症候群，女性化乳房など)を有するため，セロトニン 5-HT_3 受容体拮抗薬の方が制吐の目的で用いられることが多くなっています。

治療薬として用いられているのは…

- セロトニン5-HT_{1A} 受容体作用薬
  →抗不安薬・抗うつ薬
- セロトニン5-$HT_{1B/1D}$ 受容体作用薬
  →片頭痛薬
- セロトニン5-HT_{2A} 受容体拮抗薬
  →抗精神病薬(統合失調症治療薬)
- セロトニン5-HT_3 受容体拮抗薬
  →制吐薬
- セロトニン5-HT_4 受容体作用薬
  →消化管運動機能改善薬

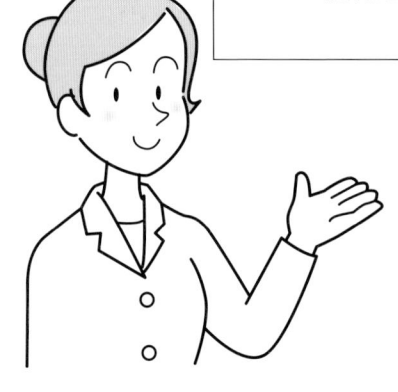

7．アセチルコリン受容体

アセチルコリンの作用にはニコチン様作用とムスカリン様作用の2つがあり，ニコチン様作用はイオンチャネル型受容体であるニコチン受容体（98ページ図3参照）を介して，またムスカリン様作用はGタンパク質共役型のムスカリン受容体を介して発現します。アセチルコリンは4級アンモニウム化合物であり，この4級アンモニウムがニコチン様作用を示すのに必要です。ベタネコールのようにβ位にメチル基が入るとニコチン様作用は減弱します。

ムスカリン受容体にはM_1〜M_5までの5つの受容体の存在が知られており，M_1，M_3，M_5受容体間，およびM_2，M_4受容体間に高い相同性が認められています。

ムスカリン受容体は全身に広く分布して多様な生理機能を発現しているうえに，作用薬，拮抗薬の受容体サブタイプに対する選択性は厳密ではなく，そのことが副作用の発現につながっています。

ムスカリン受容体作用薬は，術後の腸管麻痺，排尿困難，緑内障の治療などに用いられます。一方，ムスカリン受容体拮抗薬は，鎮痙薬，消化性潰瘍治療薬，パーキンソン病治療薬，気管支拡張薬として使用されています。

（1）ムスカリン受容体作用薬

① ムスカリン受容体の分布と生理作用

M_1，M_3，M_5受容体はGqタンパク質と共役し，M_2とM_4受容体はGiタンパク質と共役しています。

脳では，M_1〜M_5すべてのサブタイプが発現しています。また平滑筋ではM_2とM_3，分泌腺ではM_1とM_3，心臓ではM_2のみ，すい臓ではM_3のみが検出されています。

アセチルコリンは，胃壁細胞のM_1受容体を介して胃酸分泌を起こします。膀胱平滑筋（排尿筋）はアセチルコリンのM_2受容体への結合により収縮し，排尿を起こします。また，M_3受容体を介して気管支平滑筋を収縮させ，末梢血管を拡張させます。消化管運動はM_3受容体刺激で亢進し，心臓機能はM_2受容体

を介して抑制されます。副交感神経活性の上昇は，M_3受容体を介して瞳孔括約筋の収縮による縮瞳，眼圧低下を起こします。

② ムスカリン受容体作用薬に期待される作用

ベタネコールのようなムスカリン受容体作用薬（M_1～M_5に対する作用薬）は，胃腸管平滑筋を収縮させ，腸管ぜん動運動を亢進させます。また膀胱排尿筋を収縮させて排尿圧を増大させるため，手術後や神経疾患に伴う尿閉の治療に用いられます。

③ ムスカリン受容体が関与する副作用

ベタネコールはムスカリンM_3受容体を介して気管支平滑筋を収縮させ，気管支喘息を悪化させます(気管支喘息に対して禁忌)。また，甲状腺機能亢進症の患者さんでは，心房細動による不整脈を起こす可能性があります（甲状腺機能亢進症に対して禁忌）。M_3受容体を介するムスカリン作用薬の末梢血管の拡張は低血圧を引き起こし，冠動脈閉塞などの問題を抱える患者さんの冠血流量を著しく減少させます(冠動脈閉塞に対して禁忌)。パーキンソン病ではドパミンが減少し，線条体アセチルコリン神経が相対的に亢進した状態にあるため，ベタネコールのようなムスカリン受容体作用薬の投与は症状の悪化を招きます（パーキンソニズムに対して禁忌）。

（2）ムスカリン受容体拮抗薬

① ムスカリン受容体拮抗薬に期待される作用

線条体では，ドパミンが抑制的に，アセチルコリンが促進的に作用して不随意運動の調節を行っています。パーキンソン病ではドパミンが欠乏し，アセチルコリン神経への抑制が取れて，アセチルコリン神経が優位となって錐体外路機能の異常が引き起こされます。一方，抗精神病薬の投与により発症する薬物性パーキンソン症候群は，ドパミンD_2受容体の遮断により，線条体コリン性機能が亢進して生じます。したがってドパミン系薬物は効果がなく，ムスカリン受容体拮抗薬が有効です。トリヘキシフェニジル，ビペリデン，プロフェナミン，ピロヘプチン，マザチコールなどの3級アミンムスカリン受容体拮抗薬が，錐体外路症状に関与している線条体ムスカリン受容体を遮断します。

Ⅲ　薬物と受容体の相互作用による副作用

　イプラトロピウム，オキシトロピウム，チオトロピウムなどの4級アミン抗コリン薬は，節後副交感神経終末から遊離されるアセチルコリンが気管支平滑筋のM_3受容体に結合するのを阻害し，気管支平滑筋の収縮を予防します。慢性閉塞性肺疾患（chronic obstructive pulmonary disease：COPD）の気道収縮は主に迷走神経から遊離されるアセチルコリンにより起こっているため，COPD患者さんに対しては，これらの薬物が優れた気管支拡張効果を示します。慢性の気道閉塞性障害に対する維持療法薬です。

　ピレンゼピンはムスカリンM_1受容体に対する選択性が高く，強い胃酸分泌抑制作用をもっており，消化性潰瘍治療薬として用いられます。

② ムスカリン受容体が関与する副作用

　薬物性パーキンソン症候群の治療に用いられるムスカリン受容体拮抗薬は，末梢のムスカリン受容体も遮断するため，緑内障を悪化させ，尿閉，胃腸運動障害を起こします（緑内障，尿路閉塞性疾患に対して禁忌）。

　気管支拡張薬として用いられるイプラトロピウムなどの抗コリン薬は吸入で用いられるため，その効果は比較的気道に限られますが，緑内障，前立腺肥大に対して禁忌となっています。

　消化性潰瘍治療薬のピレンゼピンは，ムスカリンM_2受容体に対する作用が少ないため，前立腺肥大，緑内障，心疾患に対して禁忌ではありません。また，3級アミンですが，脂溶性が低く，中枢神経系への移行が限られているため，中枢効果はありません。しかし口渇，便秘，下痢，排尿困難などのムスカリンM_2およびM_3受容体拮抗による副作用は認められます。

8．アドレナリン受容体

6種のアドレナリンα受容体遺伝子がクローニングされていますが，うちα₁受容体，α₂受容体にそれぞれ3つのサブタイプが存在します。β受容体にも3種のサブタイプが存在します。サブタイプ間で高いアミノ酸配列の相同性が認められる領域にエピネフリン，ノルエピネフリンの結合ポケットがあり，アドレナリン作用薬，アドレナリン拮抗薬の受容体結合部位も同じです。

（1）アドレナリンα₁受容体作用薬

① アドレナリンα₁受容体の分布と生理作用

α₁受容体はGqタンパク質共役型です。α₁受容体は血管平滑筋，前立腺・尿道平滑筋などに分布しています。α₁受容体の刺激は，血管平滑筋や前立腺・尿道平滑筋を収縮させます。

② α₁受容体作用薬に期待される作用

アドレナリンα₁受容体作用薬であるフェニレフリン，エチレフリンは心臓刺激作用が弱く，ノルエピネフリンやエピネフリンと比べると持続性の強い血管収縮作用をもっており，昇圧薬として用いられています。また，局所の血管収縮作用を期待して，アドレナリンα₁作用薬であるナファゾリンが，点鼻薬として鼻出血，点眼薬として結膜充血の除去に使われています。

フェニレフリンは，α₁受容体を介する瞳孔拡大平滑筋の収縮による散瞳効果を期待して，散瞳薬としても用いられます。

③ α₁受容体作用薬の副作用

散瞳薬としてのフェニレフリンは，後房内圧の増加により狭隅角の閉鎖を起こし，眼内圧を上昇させる可能性があります（眼圧上昇の素因〔緑内障など〕に対して禁忌）。

（2）アドレナリンα₂受容体作用薬

① アドレナリンα₂受容体の分布と生理作用

α₂受容体はGiタンパク質共役型です。α₂受容体はアドレナリン作用性神経終末に分布し，ノルエピネフリン遊離を制御する負のフィードバック機構とし

て機能します。$α_2$受容体は血小板，すい臓ランゲルハンス島B細胞膜にも存在しています。

② $α_2$受容体作用薬に期待される作用

中枢性降圧薬に分類されるクロニジン，グアナベンズは，中枢神経（主に脳幹部）のアドレナリン$α_2$受容体を介して交感神経インパルスの放出を抑制し，末梢血管を拡張させることにより降圧効果を発揮します。

③ $α_2$受容体作用薬の副作用

クロニジン，グアナベンズの効果は中枢神経系を介するため，眠気，口渇，めまいなどの副作用を生じます。

（3）アドレナリン$α_1$受容体拮抗薬

① $α_1$受容体拮抗薬に期待される作用

ドキサゾシン，ブナゾシン，プラゾシンなどのアドレナリン$α_1$受容体拮抗薬では，$α_2$受容体拮抗作用が非常に弱く，$α_1$受容体遮断による末梢血管抵抗が減少する結果，血圧が持続的に降下します。そのため高血圧治療薬として用いられます。

前立腺肥大症による排尿障害の治療に用いられるタムスロシンは，前立腺で発現している$α_{1A}$サブタイプ選択性$α_1$受容体拮抗薬で，尿道平滑筋の弛緩による排尿障害を改善します。

② $α_1$受容体拮抗薬が関与する副作用

高血圧治療薬として用いられる$α_1$受容体拮抗薬は，初回投与時や増量時に過大な降圧反応や起立性低血圧によるめまい，動悸，失神などを起こすため，注意が必要です（これらの薬物には重大な副作用として「失神，意識喪失」の記載があります）。

タムスロシンは，バルデナフィルとの併用禁忌となっています。バルデナフィルは，血管平滑筋を弛緩させる cGMP（cyclic GMP：guanosine 3',5'-cyclic monophosphate）のホスホジエステラーゼによる分解を選択的に阻害します。そのため，$α_1$受容体拮抗薬との併用により，著明な血圧低下や血圧低下遷延の可能性があります。

(4) アドレナリンβ_1受容体作用薬

① アドレナリンβ_1受容体の分布と生理作用

　β_1受容体はGsタンパク質共役型で，心筋，脂肪細胞などに分布しています。β_1受容体を刺激すると心機能が亢進し，心拍数増加，収縮力増強，房室伝導時間短縮が起こります。

② β_1受容体作用薬に期待される作用

　心不全治療薬として用いられる選択的β_1作用薬であるドブタミンは，ドパミン誘導体ですが，心臓のアドレナリンβ_1受容体に直接作用して心拍数，心拍出量を増大させます。

③ β_1受容体が関与する副作用

　心不全治療薬のドブタミンを閉塞性肥大型心筋症に投与すると，左室収縮力の増加による流出路狭窄の増強，左室拡張終期圧の上昇により，肺うっ血が悪化します（閉塞性肥大型心筋症に対して禁忌）。

(5) アドレナリンβ_2受容体作用薬

① アドレナリンβ_2受容体の分布と生理作用

　β_2受容体はGsタンパク質共役型受容体で，骨格筋，肺，肝臓，腎臓，冠血管，気管支・子宮平滑筋などに分布しています。骨格筋，腹部内臓，肺，腎臓，冠血管，気管支，子宮平滑筋は，アドレナリンβ_2受容体を介して弛緩します。肝臓や骨格筋のβ_2受容体刺激はグリコーゲン分解を促進し，肝臓における糖新生を促進します。

② アドレナリンβ_2受容体作用薬に期待される作用

　トリメトキノール，メトキシフェナミン，オルシプレナリン，サルブタモール，テルブタリン，プロカテロール，フェノテロール，クレンブテロールなどのβ_2受容体選択的作用薬は，気管支平滑筋を弛緩させ，気管支拡張薬として用いられます。

③ β_2受容体が関与する副作用

　気管支拡張薬として用いられるアドレナリンβ_2受容体作用薬に共通して認められる重大な副作用に，「重篤な血清K値低下」があります。これらの薬物が，

アドレナリン β_2 受容体を介する細胞内（特に骨格筋）へのカリウムイオン取り込みを促進し，その結果，血清カリウムイオン濃度が低下するためです。また，これらの薬物の副作用として「振戦」の記載がありますが，これは骨格筋の β_2 受容体刺激を介して引き起こされます。

(6) アドレナリン β 受容体拮抗薬
① β 受容体拮抗薬に期待される作用

ニプラジロールなどの非選択性 β 受容体拮抗薬は，アドレナリン作用薬の心臓興奮作用（β_1 作用）および血管，気管支平滑筋弛緩作用（β_2 作用）ともに拮抗し，本態性高血圧，狭心症，頻脈性不整脈の治療に用いられます。

非選択性 β 拮抗薬が β_1 および β_2 受容体に対して同等の親和性を示すのに対し，β_1 受容体選択性のメトプロロール（ISA（−）），アテノロール（ISA（−）），アセブトロール（ISA（＋）），セリプロロール（ISA（＋））などは，β_2 受容体に対する親和性に比べて β_1 受容体に対する親和性が強く，気管支喘息の患者さんの循環器疾患治療に比較的安全に使用することができます。

また，β 受容体刺激により眼房水産生が増加するため，β 受容体拮抗薬のチモロール，カルテオロールなどが緑内障，高眼圧症に用いられます。

② β 受容体が関与する副作用

非選択性 β 受容体拮抗薬は，β_2 受容体拮抗作用に基づく気道狭窄を発現させるため，気管支喘息の患者さんには禁忌です。非選択性 β 受容体拮抗薬は，β_2 受容体を介するグリコーゲン分解ならびに糖新生を阻害するため，糖尿病患者さんにおけるインスリンや経口糖尿病薬の血糖降下作用を増強し，低血糖からの回復を遅らせます（糖尿病性ケトアシドーシスに対して禁忌）。

β_1 受容体選択性は相対的なもので，β_1 受容体選択的拮抗薬であっても気管支喘息の増悪をもたらすことがあるので注意が必要です（メトプロロールに喘息症状誘発，アテノロール，アセブトロールに呼吸困難の副作用あり）。

心筋機能障害のある患者さんの心臓機能を維持しているのは交感神経系であり，アドレナリン β 受容体の遮断は，代償性心不全，急性心筋梗塞，心肥大の患者さんにおいて，心不全を起こしたり増悪させたりします（うっ血性心不全

に対して禁忌)。アドレナリンβ受容体拮抗薬は，部分的あるいは完全房室伝導障害のある患者さんにおいて，生命をおびやかす徐脈を生じる可能性があります(高度徐脈，房室・洞房ブロックに対して禁忌)。褐色脂肪細胞腫の患者さんでは，腫瘍から分泌される過剰のエピネフリンによって，強度の血管収縮が起こります。したがってアドレナリンβ受容体拮抗薬を使用する際には，十分なα遮断を行う必要があります(褐色脂肪細胞腫に対して禁忌)。

　緑内障治療薬のチモロール，カルテオロールなどは点眼で使用されますが，β受容体拮抗薬の点眼で気管支喘息が誘発されたという報告もあり，注意が必要です(チモロール，カルテオロールは気管支喘息，重篤な慢性閉塞性肺疾患に対して禁忌)。これらの薬物は，不整脈の患者さんでは，発作や症状の悪化をきたします(コントロール不十分な心不全，洞性徐脈，房室ブロック(Ⅱ，Ⅲ度)，心原性ショックに対して禁忌)。

(7) アドレナリンα・β受容体拮抗薬

① α・β受容体拮抗薬に期待される作用

　降圧薬として用いられるα・β受容体拮抗薬には，アモスラロール，アロチノロール，カルベジロール，ラベタロール，ベバントロールがあります。β受容体拮抗薬は相対的なα刺激による末梢血管収縮を引き起こし，末梢循環障害のある患者さんに症状の悪化をもたらす可能性があります。そこで開発されたのがこれらの薬物です。α・β受容体遮断比は，アモスラロールで1：1，ラベタロールで1：5，アロチノロールで1：8，カルベジロールで1：8とされています。

② α・β受容体拮抗薬の副作用

　α受容体に比べてβ受容体拮抗作用が強いアロチノロールとカルベジロールは，気管支喘息に対して禁忌となっています。

Ⅲ　薬物と受容体の相互作用による副作用

○おわりに○

　血中に移行した薬物の多くは，まず細胞膜上の受容体と相互作用し，細胞内への情報伝達を亢進あるいは抑制することによって，その効果を発揮しています。本章では細胞膜受容体であるGタンパク質共役型受容体のいくつかを取り上げ，受容体群ごとにサブタイプ別作用薬，拮抗薬の作用についてまとめ，作用薬，拮抗薬の副作用について受容体と関連づけて記述しました。受容体サブタイプによっては，遺伝子解析によってその存在は確認されたものの，機能がはっきりわかっていないものもありますので，それらの受容体については触れませんでした。

　タンパク質には，厳密に相手分子を認識する能力が備わっています。非自己抗原を認識して結合する抗体タンパク質，基質分子を認識して副反応を起こすことなく特定の化学反応を触媒する酵素タンパク質などがその例です。Gタンパク質共役型受容体は，細胞膜の外側ではリガンド分子を認識し，細胞膜の内側では共役するGタンパク質を認識するという二重の分子認識過程を通して，細胞の外側から与えられた情報を細胞内セカンドメッセンジャーへとつなぐ働きをしています。

　同じ内因性リガンドであるヒスタミンがアレルギー反応を惹起したり，胃酸分泌を起こしたりできるのは，受容体サブタイプの分布が組織によって異なっているからです。異なる受容体サブタイプは異なるGタンパク質と共役しているため，情報伝達により活性化されるプロテインキナーゼの種類が異なり，プロテインキナーゼによってリン酸化される細胞内タンパク質の種類も異なります。その結果，同一リガンドが異なる組織で全く異なる作用を発揮することになるのです。受容体作用薬は内因性リガンドと同じ作用を発揮しますが，受容体拮抗薬は内因性リガンドによる情報伝達を妨げることにより効果を発揮します。

　受容体遺伝子はすべての組織で発現しているわけではなく，受容体の組織ごとの分布は一様ではありません。したがって，組織に対する薬物の作用は，そ

の組織に含まれる受容体の種類と密度によって規定されることになります。薬理作用を期待する組織だけではなく，同じタイプの受容体が存在するすべての組織に薬物投与の影響が現れる可能性があるのです。

　受容体を標的とする薬物は，内因性リガンドが区別しない受容体サブユニット間の構造の違いを認識します。種々の受容体に対して異なる親和性をもつ薬物が開発され，受容体サブタイプ選択性が明記された作用薬，拮抗薬が創られています。副作用の観点から受容体選択性薬物が好ましいのは言うまでもありませんが，受容体選択性はあくまで相対的なもので，他の受容体サブタイプとの相互作用による副作用の発現は皆無ではありません。

　本章で取り上げた内因性リガンドの構造類似性については先に触れましたが，これらの内因性リガンドと結合する受容体にも細胞膜を7回貫通する1本鎖タンパクであること（102ページ図5a，b参照），リガンドとの結合に必要なアスパラギン酸残基を第3膜貫通領域にもつことなど，極めて高い構造類似性が認められています。

　私たちの体内では，受容体サブタイプは1つの内因性リガンドの情報を伝えています。たとえば，ヒスタミン H_1 受容体とヒスタミン H_2 受容体のリガンドはどちらもヒスタミンです。このヒスタミン H_1 受容体とヒスタミン H_2 受容体のわずかな構造の違いを標的にして，ヒスタミン H_1 受容体拮抗薬やヒスタミン H_2 受容体拮抗薬が創出されたのです。Gタンパク質共役型受容体間の構造類似性，さらに受容体サブタイプ間の一層高い構造類似性を考えると，「サブタイプ選択性」薬物創出の難しさがうかがえます。また薬物によっては，2つあるいはそれ以上の異なるGタンパク質共役型受容体群と相互作用することがあるのも頷けます。

　遺伝子の解析から存在は知られているものの機能がわからない受容体サブタイプがあります。その機能の解明にはサブタイプ選択性薬物の開発が欠かせません。このように，受容体サブタイプ選択性薬物の開発と受容体機能の解明は，切っても切れない関係にあるのです。

（梅澤智佐江）

Memo

あとがき

　どんぐり工房の先生方に「副作用の本を書きましょう」とお誘いを受けてからだいぶ時間が経ってしまいました。私には「薬物受容体と副作用」について書くようにとのお話でしたが，受容体の専門家でもなく，副作用の専門家でもない私に，はたして薬剤師の方々のお役に立てるような本が書けるのだろうかという不安を抱きました。そしてお誘いをお受けした以上は私なりに勉強し，努力をしたつもりですが，お役目を果たした今になっても，この不安は私から離れません。

　本書の第Ⅰ章は，菅野先生が長年にわたる薬剤師としての経験を基礎にして，自ら作り上げられた「実践的副作用分類」に関するものです。医療の現場ですぐに役立つであろうことは，全く薬剤師としての現場経験をもたない私にも十分に想像することができます。

　第Ⅱ章は，医薬品情報の専門家である大波先生が，医薬品情報源の特徴とその利用の仕方を，具体的に書いておられます。この章を開いてコンピュータの前に座れば，すぐにほしい情報源にアクセスできるという，非常に実践的で役に立つお話です。

　第Ⅲ章については，受容体に関する書物や副作用に関する書物はたくさんあるようですが，今回のように「副作用を受容体から整理した」書物はないように思います。今回取り上げた受容体は5種のGタンパク質共役型受容体だけですが，副作用を受容体と結びつける作業は容易ではありませんでした。内容については「専門書に記載のない事柄については触れない」を原則にしましたが，「間違い」あるいは「解釈ちがい」などあるかもしれません。今後，さらに他の受容体についても検討が必要ですが，読者のみなさまのご批判，ご指摘をぜひお寄せいただきたいと願っています。

梅澤智佐江

実践副作用学
「くすりの副作用をどう考えどうとらえたらよいのか？」

定価 2,310 円（本体 2,200 円＋税 5 ％）

2009年2月20日初版発行

著　者　　菅野　　彊
　　　　　梅澤智佐江
　　　　　大波　伸子

発行者　　長山　泰男

発行所　　株式会社 医薬ジャーナル社
〒541-0047　大阪市中央区淡路町3丁目1番5号・淡路町ビル21
　　　　　　　　　　　　　　TEL　06-6202-7280
〒101-0061　東京都千代田区三崎町3丁目3番1号・TKiビル
　　　　　　　　　　　　　　TEL　03-3265-7681
　　　　　　　　　　　　　　http://www.iyaku-j.com/
　　　　　　　　　　　　　　振替口座　00910-1-33353

乱丁，落丁本はお取りかえいたします。
ISBN978-4-7532-2353-4 C3047　￥2200E

本書に掲載された著作物の翻訳・複写・転載・データベースへの取り込みおよび送信に関する著作権は，小社が保有します。

弊社の全雑誌，書籍の複写は，著作権法上での例外を除き禁じられています。弊社出版物の複写管理は，(株)日本著作出版権管理システム（JCLS）に委託しております。以前に発行された書籍には，「本書の複写に関する許諾権は外部機関に委託しておりません。」と記載しておりますが，今後においては，それら旧出版物を含めた全てについて，そのつど事前に(株)日本著作出版権管理システム（電話 03-3817-5670, FAX 03-3815-8199）の許諾を得てください。

本書の内容については，最新・正確であることを期しておりますが，薬剤の使用等，実際の医療に当たっては，添付文書でのご確認など，十分なご注意をお願い致します。
　　　　　　　　　　　　　　　　　　　株式会社 医薬ジャーナル社